推薦のことば

教育という単語を英語に変換しろと言われたら、あなたはどの単語を思い浮かべますか？ Education《エデュケーション》？ Instruction《インストラクション》？ それともCoaching《コーチング》ですか？

一説（注1）によると、社会の「よき習俗」を伝えていくことがEducation、「学校での知恵」の伝授がInstruction、もともと備わっている「能力を引き出す」のがCoachingだそうです。もし、あなたの前に素晴らしい医療機器があって、それを使えばどんな病気や怪我でも治せるとしたら、その時あなたに必要な教育は何でしょうか？ Instruction？ それともCoachingでしょうか？

私は、普段の診療では完全にInstruction派、すなわちマニュアル肯定派です。しかし、私がマニュアルで伝えるべきことは主に「知識」と「価値観」の共有です。つまり「0《ゼロ》の知識を1にする」のが目的です。まったく知らないことを「考えて動きなさい」と言われても何もできませんが、少しでも知っていることならばそのあとはその人の価値観を使って膨らませることができるからです。「マニュアルはいらない」派の方は、おそらくCoachingを意図している方で、ある一定の経験者を対象にした発言だと思われます。

教育は、すべての中心・根幹にあるものだと私は考えています。勤務医の時も、開業した直後も、そして開業して16年目を迎えた今も、その気持ちは変わりません。私たち歯科医師は、スタッフの協力がなければ診療はできません。ですが、いつの時代も気持ちだけで教える時間に余裕がありません。そのため、私はなるべく最短の時間でスタッフたちが成長できるような自己学習ツールを作りました。同時に、分院長たちがスタッフを教育しやすくなるようなツールもたくさん作りました。もちろん、仕組みやシステムですべてが解決するわけではないため、つねに改善との戦いですが、仕組みやシステムによって一つの指標ができたおかげで、明らかにトラブルが減り、エムズ歯科のスタッフ全員が毎日を充実して過ごせると感じています。

私の作った教育システムが他院に通用するかどうかは別問題と思っていましたが、いろいろな勉強会で出会った先生方から「それでもいいから試してみたい」と言われました。その結果、「MID-G」が生まれました。現在8年目に入り、全国で多くの先生たちとともに、より良いものを作り出す仕組みに到達することができたと実感しています。

さて、「ヒト・モノ・カネ」とは言いますが、多くの開業医が困っているのは、物ではありません。お金でもありません。圧倒的に「人」で困っています。私自身の「調子が良い」「調子が悪い」はすべて「人」に起因します。もし皆さんが同じように「人」に困っているならば、特にスタッフ教育に困っているならば、一度本書を読んでみませんか？

本書の著者である濵田真理子さんは、歯科衛生士のマインドを本当によく理解していると思います。私自身も歯科衛生士が何を考えているか、何を期待しているのかを知りたいとき、真っ先に濵田さんの顔が浮かびます。連絡すればいつも適切なアドバイスをくださいます。本書に書かれていることは、濵田さんが無数の歯科衛生士とかかわるなかで得た「人」に対する大いなる知見です。これを超えるような本は、他には簡単には出版されないでしょう。なぜなら、ここに書かれている知識は、濵田さんの現場主義に基づいた長く深い歴史と、この業界に対する「愛」があるからです。ぜひ、多くの先生方に本書を読んでいただき、スタッフとの価値観を近づけてもらいたいと思います。

医療法人社団翔舞会　エムズ歯科クリニック　理事長　荒井昌海

（注1）平野順也：資本主義社会における education としての教育を求めて―各市民の教育者的責任の考察．

はじめに

歯科衛生士ですが、会社経営者でコンサルタントの濵田真理子です。

私が起業した1994年は、歯科衛生士という職業もまだ市民権を得ておらず、金なし、コネなし、知名度なし。さらにバブルも弾けていて「民間で啓蒙活動や人材開発なんてどうせ続かないでしょう?」と、向かい風の時期にまったくゼロの状態から会社を立ち上げました。経営を通じて、500名以上の国家資格保有者に報酬を支払う経験の中でさまざまな人と出会いましたが、私は、会社のスタッフに対して意識的に「人財」という字を使うようにしてきました。

「じんざい」という字は、一般的な【人材】のほかに、【人在】【人罪】【人財】などいろいろな漢字で表すことができます(「人在」はいるだけ、「人罪」はトラブルの多い人、「人財」は価値ある存在の意)。

先生が、一人ひとりのスタッフの名前を思い浮かべたとき、どの「じんざい」がしっくりくるでしょうか?「人財」以外がしっくりくると感じられた院長先生、要注意です。院長先生の経営者としてのオシゴトには、雇った「じんざい」を「人財」へ育て上げることも含まれているのです。

さて、私は長い間、全国各地で多くの歯科医院の成長支援をしてきましたが、ここ数年で大きな変化を感じるのが「開業前に歯科医療接遇と技術指導の仕組み化を依頼される若い先生」の存在です。それも、すでに理念も使命も医院のロゴマークも完成していて、その想いを汲んでスタッフ育成の中身を作ってほしいという依頼なのです。たとえばこの時に、患者さんの誘導から見送りまでの基本ルール「おもてなしサイクル」を設定すれば、採用した歯科衛生士はどんなキャリアがあっても、この院長先生と決めた基本ルールの順に指導を受け、試験に合格し、その医院のルールに即した「人財」に育つのです。

こうした院内教育の仕組みがある歯科医院の共通点は「スタッフの定着率が高い」こと。ずっと同じスタッフがいてくれれば、医院運営が安定することは想像に難くありません。これが、院内教育の仕組みづくりの最大の利点です。

一方、年商2億円で、はたから見れば順調そうな医院の経営者から、「明日が不安」「歯科衛生士が突然2名退職して、経営の危機」「理由はわからないけど、スタッフがすぐ辞める」などという言葉を聞くこともありました。臨床家として優秀で、学会などでもたくさん講演をなさっている先生ですが、実はこのような不安な毎日を過ごしていたのです。院長先生の努力とセンスで歯科医院は大きくなりましたが、院内教育の仕組みがないため、スタッフの定着率が悪く医院運営に苦戦してしまっているのです。

また、新しい治療方法や高度医療機器が次から次へ出てきて、「この歯科医院ではこんな施術を導入している」「あの歯科医院ではこんな研修を取り入れている」などと焦った経験はありませんか？　こうした情報に影響され、医院によかれと商品やサービスを何でもかんでも導入してしまうと、実際にそれらを行うスタッフにとって大きなストレスとなり、離職につながりやすくなります。

院内教育を仕組み化すると、すべてのスタッフが、早い段階で一定の能力以上の仕事をできるようになります。効率よくスタッフの育成ができるため、経営も安定しやすく、むやみに事業拡大を行う必要はなくなるでしょう。

そして、仕組みのない歯科医院では、臨床現場の一つひとつの仕事が属人化します。誰か1人にしかやり方がわからなくなってしまえば、「あの人が対応しないとダメだ」という状況が多々生まれることになり、診療が回らなくなってしまいます。最悪のケースでは、1人が意図的に自分の仕事をブラックボックス化して、自分がいないと診療が回らない状況を作ります。その結果、院長先生やスタッフたちはその人の顔色を伺って仕事をせざるをえなくなり、本人ではなく他のスタッフがごっそり辞めてしまうことがよくあります。

院内教育の仕組みがあれば、一つひとつの仕事が透明化されるため、こういったリスクを大きく下げることが可能です。経営者がスタッフに振り回されずに診療を行うことができるのです。

本書では、歯科スタッフのなかでも、特にいま、予防歯科の広がりとともに活躍が期待されている歯科衛生士を育成するための仕組みづくりをご紹介します。すでにマニュアルのある歯科医院では、指導内容の仕組みを参考にしていただく、ゼロから始めたい歯科医院では、すべてのパートに目を通していただき、「この部分を使ってみよう」「この部分は自院向けに改変して使おう」などとご活用いただけたらと思います。また、本書の資料は、どの歯科医院でもかんたんにまねできるように整理していますが、すべて私たちチームエムズのコンサルティング部門が15年以上の経験を詰め込んだ価値ある資料です。

院内教育の仕組みがあると、毎日働いている歯科医院そのものが、歯科衛生士をはじめスタッフ育成の最高の空間になると信じています。本書が、先生方の歯科衛生士教育の一助となることを願います。

2018年4月7日

濵田真理子

もくじ

第3章 効果的な指導のコツ

77

第4章 教育と人事のかかわり

巻末資料

序章

なぜ、歯科衛生士を教育する仕組みが必要なのか？

突然ですが、先生の医院の歯科衛生士に、次の質問をしてみてください。

Q1　給料は誰からもらっている？
Q2　誰に雇われている？
Q3　1人の患者さんとかかわるのは、診療所の中で誰？
Q4　定期来院の患者さんの感謝の気持ちは、どこへ向かう？

答えが、次のようなものだったら、要注意です。

A1　院長先生からもらっています（患者さんは関係ない）
A2　院長先生に雇われているつもりはありません
A3　私です。毎日なんとかなっているのは私のおかげです
A4　私に向かっています

一方、次のような答えだったら、安心してよいと思います。

A1　患者さんからいただいた診療報酬の中から、院長先生をとおしていただいています
A2　経営者である院長先生に雇われています
A3　スタッフ全員です。皆で1人の患者さんにかかわるという意識が大切です
A4　スタッフ個人を経由して、最終的には医院全体へ向かいます

「こんなこと……」と思われるかもしれません。しかし、とても重要なことです。後者

のような答えができる歯科衛生士は、院内で過ごす時間を大切にできる優秀な歯科衛生士です。歯科医院における優秀な歯科衛生士というのは、自分の視点で自分の判断で優れた診療結果を出すだけではなく、つねに歯科医院全体の視点を持ち、必要な誰かのために適切な動きや判断ができる人と筆者は定義しています。

歯科医療機関68，000分の1の出会いですから、患者さんはそのたった1の確率で出会ったスタッフの態度や発言を、その歯科医療機関の第一印象として評価します。

(1) 入職してくる歯科衛生士のスキルはバラバラ

前述のような「優秀な歯科衛生士を雇いたい」と思われる院長先生は多いと思います。しかし、新卒ホヤホヤなときからこのような答えを言える人はいるでしょうか。

いま、日本全国の歯科衛生士学校数は165以上。厚生労働省が認定する国家資格ですから、本来なら歯科衛生士が教育機関で受ける教育の中身は統一されているはずです。でも現状では、学校が採用している教科書で学ぶページ数や器具・機材の種類、教員の経験年数、大学附属病院での臨床見学、歯科医院での見学などといった学ぶ環境によって、教育で得られる内容が異なっているのです。

たとえば、スケーリングの実習について言えば、

A校　講義が中心で実習は見学が中心
B校　講義と一人ひとりの実習がある
C校　講義と実習と大学附属病院での臨床見学がある
D校　講義と実習と練習する時間がある

memo

などというように、通った学校により内容は違います。ですから、新卒の歯科衛生士のスキルは「個人の意識の差」だけでなく、「どこの学校でどの時代にどんな学びを得て卒業したか」も影響しているのです。中途採用であれば、さらに「卒後、どこでどのくらいどんな仕事をしていたか？」が影響します。

こうした、それぞれがさまざまなスキルの状態である歯科衛生士たちを、先生の医院で活用していくためには、雇用した後の教育が大切なのです。

(2) 先輩をまねるだけでは、質の高い医療は身につかない

さらに新卒についていえば、歯科衛生士学校では、国家資格を取得するための勉強が主で、卒後すぐに適切に仕事ができるように育ってはいないのです。２００４年からは、歯科衛生士学校は3年制、4年制になりましたが、トレーニングの時間が増えて知識・技術習得不足が解決すると考えられていました。しかし、筆者がここ数年の卒業生と面談や仕事を通じて話した感触では、知識は増える傾向にあるものの技術習得に関しては解決していないようです。ですので、いくら国家資格を保有しているとしても、新卒雇用後に教育をしないままでは、本当の意味での仕事の能力が上達しません。たとえば、

・器具・機材の取り扱いは向上しても、診査能力が低いため口腔衛生指導がへた
・コミュニケーションが苦手という理由で、積極的に口腔衛生指導をしない

といった歯科衛生士がいますが、これは、診査・検査・診断の必要性や患者さんに合ったおすすめのオーラルケア方法、製品をアドバイスするための知識がないまま、入職先の先輩の動きをまねするだけで仕事にかかわってきてしまったためと考えられます。

「正しい方法は何か」「なぜ、そうするのか」という知識がないまま育った歯科衛生士は、将来的に仕事を我流で行い、臨床に携わるようになってしまうでしょう。我流でやってきた人はいつか成長の限界を迎えます。たとえば、超音波スケーラーで、執筆状変法ができない、レスト固定をしない、先端の操作を知らないなど、基本操作ができていなくともそれなりに結果を出す人がいます。しかし、今やさまざまな目的の特殊な先端チップが登場しており、それらを活用するためには、基本操作を応用した持ち方・当て方・動かし方ができなければなりません。すると、基本操作ができていないばかりに、せっかく特殊な先端チップを使っても期待される効果が出ないという残念な結果につながりかねないのです。

先生の医院では、質の高い医療を目指したいですよね？　それならば、歯科衛生士が学ぶ機会をつくりましょう！　歯科衛生士がレベルアップすることは、歯科医院全体の医療のレベルアップにつながります。

(3)歯科衛生士を育てることが医院の成長につながる

なんとなく、「雇った歯科衛生士には教育が必要なようだな……」ということがおわかりいただけてきたでしょうか。ここでは、経営面から、雇った歯科衛生士を教育するメリットを見ていきましょう。

まず1つ目は、**「優秀な人材が集まる」**です。歯科衛生士をきちんと教育すると、

①能力が向上して診療で結果が出ると、自信がつく
②適切な診療・よい仕事ができると、診療が楽しい
③よい仕事ができて診療が楽しいと、働く意欲が高まる
↓

memo

・一人ひとりが生き生きと働くから院内の雰囲気が向上する
・環境や雰囲気がよいと歯科衛生士（スタッフ）の定着率もよくなる

といった流れが起きてきます。スタッフ定着率のよい歯科医療機関には、優秀な人材が集まるようになります。引き寄せの法則です！

また逆に、こうした歯科医療機関においては、自分の能力を向上しようという努力をしない人は、いづらくなって自然に辞めていきます。

2つ目は、**「予防歯科分野の売上が上がる」**です。

歯科衛生士業務を行うための意識・知識・技術を学ぶと、本来の歯科衛生士業務である予防歯科の重要性を理解することができ、実践してくれるようになります。

(4) 歯科衛生士教育を仕組み化できれば理想的な診療体制が整う

たとえば、患者さんが年に5回メインテナンスで来院する歯科医院で、必ず口腔内写真を撮ることになっているとします。しかし、実際には2回撮影されていなかったことがわかりました。なぜでしょうか？　よくある原因は、

・忘れた：口腔内写真を撮る重要性を理解しておらず、軽視していたため、忘れてしまった
・余裕がない：口腔内写真撮影に自信がない、カメラの置き場所が悪いため取りに行く時間がない　など

です。このような状況は、メインテナンスで行うことが決まっていないことと、それを院

内すべての歯科衛生士に教育できていないことが原因です。
たとえば、メインテナンスの流れを、

①患者さんにご挨拶する
②医療面接を行う
③口腔内の視診を行う
④口腔内写真を撮影する
⑤歯周基本診査を行う
⑥施術を行う
⑦口腔衛生指導を行う

として、入職した歯科衛生士全員に教育しておく、ということを決めればよいのです。これが、**「教育の仕組み化」**です。自院の診療に関する教育内容を仕組み化しておくと、手順の確認がしやすく、ミスが起きた際も、どこをどう間違えてしまったのかをすぐ振り返ることができるため、再教育もしやすくなります。

このように、チーム医療の現場で、誰がいつどんな環境で行っても同じクオリティで診療ができ、理想の結果を手に入れられるようになるのが「教育の仕組み化」のよさです。

ちなみに、教育の仕組み化がなされてない医院では、メインテナンスで患者さんが来院してからお帰りになるまでが個人にゆだねられているため、ミスが起こりやすくなります。また、ミスが起きた際に、どこをどう間違えたのかが見えづらいため、「撮影を忘れない！」「細心の注意でミスをなくせ！」といった指摘や感情的な注意が行われることが多くなります。忙しい臨床現場では、本人の「努力」や「能力」だけに期待するのは無理というものです。

memo

筆者は、次のような気持ちをお持ちの院長先生にこそ、歯科衛生士教育の仕組みづくりをおすすめします！

☑「優秀な歯科衛生士がいなくなってから、ずっと歯科衛生士に困っている」

↓　今いる歯科衛生士たちは、院内で教育の仕組みがないため混乱してしまっていると考えられます。また、辞めた人も、優秀な人ではあったのでしょうが、実は後輩を育ててくれていないということなのです。

退職した〝優秀な歯科衛生士〟の声を聞いてみると……

「院長先生から信頼されていたので好き勝手できたし、誰にも何も言われず仕事はしやすかった」

「歯科衛生士と歯科助手の仲が悪く、人間関係の問題を抱えることが多く辛かった」

「当時、わがままだったり生意気だったりと、教えたいと思うような後輩がいなかった」

などというように、後輩教育をしなかった理由が見えてきます。

☑「昔、1人でなんでもできた理想の歯科衛生士がいたけど、あれ以降、理想の歯科衛生士には出会えていない」

↓　院内に教育の仕組みがないため、他の歯科衛生士が優秀な歯科衛生士から学ぶ機会喪失をしていたと考えられます。また、一度辞めた理想の歯科衛生士に出会える確率は、本人が出戻ってくる以外ではゼロだと思ってください。

退職した〝理想の歯科衛生士〟の声を聞いてみると……

「院長先生は何でも私に頼むから、しんどかった」

「他の歯科衛生士が積極的に仕事をしないので、諦めていた」

「診療が忙しいわりに歯科衛生士の人数が少なくてしんどかった」

などというように、できる人に仕事が偏ってしまい周りが育たなかったことがわかります。

☑「今のチーフは何でも1人でできるがんばりやさんだけど、結婚でいなくなってしまうから、不安」

↓　教育の仕組みをつくることができるのは、チーフがいる今のうちです。どんなによいチーフでも、退職してしまえば、基本的に赤の他人です。

退職した〝何でもできるチーフ〟の声を聞いてみると……

「名ばかりチーフで、私を尊重する後輩はいなかった」

「仕事抜きの時は他の歯科衛生士といて楽しいと思えるけど、仕事の時はダメ」

「仕事は慣れているけれど、結婚してまでこんな人間関係でいたくないから退職する」

などというように、チーフを続ける意味を見出せなくなってしまっていました。

自院で設定した「理想とする歯科衛生士」の教育に成功している歯科医院は、院長先生が意識的に行っている・無意識にできているにかかわらず、いずれも教育の仕組み化に成功しています。その近道は、入職者に「理想的な仕事ぶり」を日々の臨床現場で観察させ、モデリングさせることです。

教育を仕組み化できれば、つねに入職者のモデルとなる歯科衛生士が育ち、入職者もやがてその後輩のモデルとなり、先生の医院の歯科衛生士は日々理想的な仕事ぶりを発揮してくれるようになるでしょう。

memo

第1章

歯科衛生士をどう育てていくか？

1 教育が活きるための基本 ― 教える対象と目的を明確に

まずは、歯科医院における歯科衛生士教育が活きるための基本を押さえましょう。大切なのは、教える対象とその目的を明確にしてから教育をスタートさせることです。これらを明らかにしなければ、教育の計画を立てることはできません。

①誰を教えるのか？

先生の医院で教育が必要なスタッフは？　入職者全員？　新人歯科衛生士だけ？　中途採用も？　など対象者を明確にしておきましょう。

②なぜ教えるのか？

なぜ院長先生は「うちの歯科衛生士に教育の必要がある」と思われたのでしょうか？

［例］新人が入り、知識と技術の統一が必要なため

③目標は何か？

対象の歯科衛生士には、教育をとおして何ができるようになってほしいですか？

［例］自院で適切な仕事をしてもらう、スキルアップと働く覚悟を持ってもらう

④何を教えるのか？

目標を達成するために、具体的に教える内容を整理しておきましょう。

［例］院長先生が大切にしている医療の考え方、医療人としての意識・医院理念

指導や研修は目的ではありません。**「人を育て期待する成果をあげる」ことこそが教育の目的**なのです。そのためには、「教育」と「実践」のなかで適切なタイミングでの評価を行い、継続して人材育成に取り組む環境の整備が必要なのです。

memo

表1　あなたの歯科医院の教育の対象と目的について整理してみましょう

①誰を教えるのか？	[例] 新卒採用者、中途採用者、復帰組
②なぜ教えるのか？	[例] 院内で働く人の知識と技術を統一するため
③目標は何か？	[例]「この歯科医院で仕事し続ける」という覚悟をつけさせる、自分の領域で適切な仕事をしてもらう
④何を教えるのか？	[例] 自院の考え方、自院で提供する歯科医療全般

2 その人がその時に持っている能力を評価する

それでは、「①誰を教えるのか？」から考えてみましょう。マニュアルを作成しさまざまな指導や研修を行ったとしても、それぞれの人がその時に持っている能力によって、仕事の成果が異なってくることは、日常的にお感じになっていることと思います。採用したスタッフを教育する際に、対象者のその時の能力を正確に評価する仕組み（詳しくは第2章）をつくり、効果的に教育しましょう。ちなみに、「育てやすい・育ちやすい人」の特徴は、

- 自分の仕事内容を理解している
- 仕事の段取りが適切
- 仕事が正確でていねい
- 仕事が早い
- その時の状況を正確に理解している
- 報告・相談が上手

です。

また、たとえば、「歯科衛生士に何度残業しないよう注意しても直らない」と悩まれる院長先生がいらっしゃいますが、本人からすれば、「自分は必要な残業をしている」と思っていることがあります。その理由は本人のその時の能力によって異なりますので、それに合わせて「こういう残業はダメ」と伝えておく必要があります。

memo

表２　残業タイプ別　残業に対する伝え方のポイント一覧

残業のしかたひとつにも、歯科衛生士それぞれの能力は現れる。不要な残業は禁止し、必要なものは適切に申請するように伝えるが、それぞれのタイプによって伝え方を変えると指導が入りやすい。

残業タイプ	伝え方のポイント
がむしゃら 仕事熱心だが計画性がなく、がんばりすぎてしまう	●熱心なことを否定すると途端にやる気がなくなってしまうのでNG ●タイムマネジメントの重要性を伝え「時間を守ること」をがんばらせる［タイムマネジメントの研修］
自己満足 重要なものとそうでないものの見極めができないため、重要でない仕事も自分の満足がいく結果が出るまで行い、定時を過ぎる	●仕事の評価は他人が決めることを理解させ、「自分の満足＝相手の満足ではない」こと、目標は「仲間や患者さんを満足させる」ことであると具体的に伝える［患者満足度の研修］ ●残業の優先順位は、歯科医院にとって緊急性がありかつ重要なこととする
ダラダラ 仕事がゆっくりマイペースなため、定時内に終わらない	●「短い時間で高いレベルを達成してこそ仕事」という事実を伝える ●基礎ができていることを確認したのち、時間効率を上げる練習時間を設け、実力をつけさせる。診療内容ごとに適切な作業時間を設定し、目安にさせる
生活費 生活費やおこづかい稼ぎのため	●仕事の報酬には「目に見える報酬」と「目に見えない報酬」があることを伝える。金銭的には得しても、目に見えない実績や人間性で損をする可能性がある ●スタッフ分野での売上（報酬）は、患者さんの医院への信頼の証であることを理解させる［スタッフ分野で売上を上げる研修］
つきそい 必要性がないにもかかわらず、仲間の残業につきそう	●雇用契約はスタッフ一人ひとりと結んでおり、仕事がある人・仕事をした人にのみ、その対価が支払われることを教える ●社労士による残業規定の研修を受けさせる
なりゆき 仕事への着手が遅いため、期限がせまってから仕事を始めるが、定時内に終わらない	●仕事の期限（頼んだ期日など）から逆算して、着手の目標日を設定させ、申告させる ●仕事の流れを把握させて、一定期間でこなすくふうを教える［タイムスケジュールの研修］
抱えこみ 自分の仕事を誰かに取られるのが嫌で、仲間に仕事を振らないため仕事量が増え定時内に終わらない	●このタイプは、自己重要感が満たされていなかったり、仲間との信頼関係に自信がない人が多いため、経営者自らがその人に期待していることや、頼みたい内容を明確に伝える ●チーム医療の重要性を理解させる研修を受けさせる
不信感 仲間を信じることができないことから、自分ですべての仕事を行うため、定時内に処理できない	●すぐに仲間を信じさせることは難しいため、まずは自分が抱えている仕事を院長先生やチーフに伝える習慣をつけさせ、１人で動かないようにさせる ●個人面談などで、「自分がこの歯科医院に必要な人間だ」ということを自覚させる

3

仕事のセンスの有無を見極める

何人もの歯科衛生士を教えていると、「この人は覚えるのが早いな」「この人は何回注意しても直らないな」ということがあると思います。こうしたセンスを見極めず、後者のような人に過大な期待をしたり、知識をつけるより「まずは動けるように」という目標を立てたりなど、見当違いの教育をしてしまっていないでしょうか？

その人のセンスを考慮しないで教育を行ってしまうと、結果的に対象者の能力を伸ばすことができなくなり、時間の無駄です。

センスがある人とない人では、教え方が変わります。日々の臨床現場でそれぞれのセンスを確認しておきましょう。

memo

表３　仕事のセンスの有無の見極めとかかわり方のポイント

	見極めポイント	特徴	かかわり方のポイント
仕事のセンスがあり早めに育つ	☑教えたことを覚えるのが早い ☑メモを取る ☑仕事が早い ☑仕事がていねい ☑頼んだことをくふうして適切に行う ☑仕事が好きそう ☑楽しんで動いている ☑失敗したことを繰り返さない ☑指示されたことにすぐに取り組む	●意識が高い ●医院で働く覚悟がある ●仕事が楽しい ●向上心がある ●プロ意識がある	●手間がかからないからと放置していると、経営者側の高い評価が伝わらず「私は認められていない」と感じ、最悪な場合転職につながるため NG ●褒めすぎるとうぬぼれにつながるため、人事評価を通じて認めていることが本人に伝わるようにする ●評価の見える形として、報酬（給与）を上げるのも効果的
仕事のセンスがなく時間がかかる	☑教えたことを覚えるのが遅い ☑覚える習慣がない ☑仕事が遅い ☑仕事が雑 ☑頼んだことを面倒くさがる ☑仕事が嫌いそう ☑つまらなそうに動く ☑同じ失敗を何回しても直そうとしない ☑指示されたことにすぐに取り組まない	●意識が低い ●医院で働く覚悟がない ●仕事が楽しくない ●向上心がない ●プロ意識がない	●問題が発生する度に注意しても、対処療法にしかならないため NG ●研修を行ったり、お手本となる歯科衛生士像を見せたりして、「本人が歯科衛生士としてレベルの高い仕事をしたい」「この歯科医院で覚悟を決めて働きたい」と思うきっかけを院内で提供する ●細かく成長を認め続ける

4 名インストラクターも育てる

先生方は、医療人の仕事の能力と歯科医院経営の能力は別物だと日々感じていらっしゃると思います。それと同じように、歯科衛生士の医療人としての能力と指導者としての能力も別物です。「名プレーヤー」が「名インストラクター」とイコールとは限らないのです。

先生の医院には、

- ☑ できない人の気持ちがわからない名プレーヤー
- ☑ できない人への教え方がわからない名プレーヤー

はいませんか？　残念ながら、こうした歯科衛生士が人を育てられる可能性は、極めて低いです。

この人の話を聴きたい！
この人から学びたい！

というような「名インストラクター」が自院の歯科衛生士を教えてくれれば心強いですよね。

自院で「名インストラクター」を育てるのも、インストラクターとして相応しい人を外注などを利用して用意するのも、経営者である院長先生のオシゴトです。

memo

表４　名プレーヤーでも名インストラクターとは限らない

ともに、美人で仕事もできて、患者さんからも人気のＡさんとＢさんだが、指導者としては大きな差がある。

	Ａさん	Ｂさん
仕事の能力	高い	高い
患者さんへの接し方	やさしい	やさしい
スタッフへの接し方	厳しい	ていねい
自己評価	●異常に高く、自分が歯科医院を支えていると本気で思っている ●自分は指導力も高いと思っているが、実際は低い	●高いが、自分を含むスタッフ全員で歯科医院を支えていると思っている ●自覚はないけれど、非常に指導力が高い
指導のしかた	指摘ばかりする	アドバイスする
口調	●きつい ●厳しい内容のことを厳しい口調で言う	●やさしい ●厳しい内容でもやさしい口調で言う
説明	得意ではない	具体的でわかりやすい
口癖	「どうしてわからないの？」 「私の時には教えてくれる人がいなかった」	「どこがわからないの？」 「私はこんなふうに理解して覚えたんだよ」
後輩の育ち方	●潰れてしまう ●Ａさんの名前を挙げて何人も辞めていく	●よく育つ ●退職した人でもＢさんに会いに来ることがある

5 歯科衛生士との距離感の取り方　3つの秘訣

これまで述べてきた「教える対象」を考えたり、実際に教育したりしていくには、その人との距離感が大切です。ここではその秘訣を3つお伝えします。

①対象者の生い立ちや経験を知る

面談の際など機会を設けて、教育の対象者の生い立ちや経験を知っておくことで、適切なアドバイスにつながります。それにより、上昇思考が強い人、ハングリー精神を持った人、現状から脱却したいチャレンジ精神旺盛な人などがどうしてそうなのかがわかります。

②経営者の期待を最初から押し付けない

教育を行っていくと、院長先生は「期待していたのに……」「投資したのに……」と、目標に対する結果にはがゆい思いをされることがあると思います。でも、この「のに……」は危険です。まずは、その人が歯科衛生士としてどんな人生を生きたいと考えているかを優先し、そこに院長としての期待を足しましょう。

③働く決定は本人が下した判断だということを思い出させる

ときには、自分の能力のなさや仕事をこなせない毎日に自信がなくなり「ここでがんばる自信がない」と言い出す歯科衛生士がいると思います。しかし、「その歯科衛生士を雇う最終決定は経営者である院長がしたが、ここで働くと決めたのはその人自身」です。それを思い出させる機会を設け、モチベーション維持に努め、教育の仕組みのなかで学んでいけるようにしましょう。

memo

表5　本人の希望する歯科衛生士人生を確認してみる

入職してきた歯科衛生士に、どんな歯科衛生士人生を歩んでいきたいかを聞いてみると、主に3つの傾向がみられる。それぞれの成長過程（心の変化）と、成長のための効果的なアプローチ方法を示す。働くなかで不安を解消できなければ、退職に至ってしまう。不安を抱える人に「もっと勉強しなきゃダメ」など不安をあおるようなアプローチはNG。目標となる人物に会わせたり、同じような立場でがんばっている人を見せたりすることで、「私もがんばれば歯科衛生士として楽しく生きていける」という安心感を与えることがポイント。

	Aさん		Bさん		Cさん	
入職時に聞いた、将来への気持ち	手に職を持ちたくて歯科衛生士になったため、今はまだ将来どうしたいかわからない		何か目的を持って入職したつもりだったが、どんな目的だったか忘れてしまった		歯科衛生士という職業を一生続けていきたい！	
入職後の短期的な変化	将来のイメージがわいてきた →成長につながる	将来のイメージがわいてこない 不安	目的を思い出した →成長につながる	目的が思い出せない 不安	夢が叶って嬉しい →成長につながる	夢見ていた歯科衛生士の仕事と違う 不安
入職後の長期的な変化	院内に興味が出てきた →成長につながる	院内に興味がわかない 不安	日々の目標が持てている →成長につながる	日々の目標が持てていない 不安	仕事に興味が持てている →成長につながる	仕事に興味が持てない 不安
成長のための効果的なアプローチ方法	歯科衛生士人生を楽しみ、私生活も充実して素敵な人生を送っている人に会わせる		歯科衛生士が集まる勉強会に参加させ、成長している人（参加者）を見せる		ベテランで歯科衛生士人生を楽しんでいる人に会わせる	

6 目的に合わせて、何をどこでどう教えるかを設定する

教育の方法は、大きく分けて院内研修と院外研修があります。院内研修では、座学、実習、ロールプレイング、院外研修では、座学、実習のほかに講演、セミナー、シンポジウム、学会、展示会などさまざまな研修方法があります。

それらの特徴の違いを知り、「自院の歯科衛生士に何を見につけてほしいか」という目的に合わせて、ふさわしい研修を用意しましょう。また、研修後には報告書を提出させるなどして、目的の達成ぐあいを確認しましょう。

↓【参照】巻末資料①研修受講報告書フォーマット、②研修受講報告書記入例

実例　全体合同研修を効果的に使えているケース

A医院は、数件ある分院が、自費・保険・訪問とそれぞれ個性的。分院ごとに学ぶべき内容が異なるはずですが、あえて毎年決まった時期に決まった回数、全スタッフを集めて合同研修を開いています。

ある子育て中の歯科衛生士は、「ふだんは診療だけに夢中になりがちですが、こうして大人数で勉強会をすると、『たくさんの仲間と一緒に仕事をしているんだ』と誇りに思います」と言っていました。合同研修を通じて、スタッフに組織の存在を実感させている良い例です。

表6　研修の種類と特徴一覧

■院内研修……歯科医院の中で行う研修

種類	特徴	例
座学	テキストなどを用い、講師のもと講義形式で学ぶ	●SRPの本を読んで学ぶ ●決まった筆記試験を受ける
実習	実際の器具を使って、技術を反復練習する	●マネキンと顎模型を使ってプロービングの練習をする ●シャープニングの練習をする
ロールプレイング	場面設定（場所や登場人物など）を行い、そのシチュエーションで与えられた役（立場）の人になったつもりで、言葉や態度で表現する	●医師役と患者さん役を割り振り、医療面接の練習をする ●トリートメントコーディネーター役と患者さん役を割り振り、コミュニケーションの取り方を練習する

■院外研修……歯科医院の外で受けさせる研修

種類	特徴	例
座学	テキストなどを用い、講師のもと講義形式で学ぶ	●歯科医療接遇＆コミュニケーション ●北欧の歯科衛生士最新事情
実習	実際の器具を使って、技術を反復練習する	●診査・スケーリングテクニック研修 ●シャープニング研修
講演	多人数に向かって、特定の演題のもとになされる話	●「私に歯科できないこと〜歯科衛生士道〜」 ●「安定した歯科医院経営のための77の秘訣」
セミナー	少人数を対象とする、特定のテーマに関する討議などを交えた講習会	●口腔ケアセミナー ●予防歯科セミナー
シンポジウム	聴衆の前で、特定の問題について、数人が意見を述べ、参加者と質疑応答を行う形式の討論会。公開討論会	●歯の健康シンポジウム ●口腔保健シンポジウム
学会（学術集会）	それぞれの学問分野で、学術研究の進展・連絡などを目的として、研究者を中心に運営される団体（学会）が主催する、講演やシンポジウムなどを含む集会	●第○回 春季日本歯周病学会学術集会 ●日本歯科臨床歯周病学会 第○回年次大会
展示会	ユーザーや業者向けに、新製品情報や業界トレンドを発信するためのイベント。商品展示会。特売会	●ワールドデンタルショー ●△△商店デンタルフェア

Column —— 医療人の前に人として

仕事の質が高い医院の共通点は、診療の安全性、患者満足度、医院の雰囲気などといったすべてのレベルが高いことです。①素顔も笑顔が基本であること、②しっかりと挨拶をすること、③つねにスタッフ同士がアイコンタクトや会話でコミュニケーションをとっていること。この3つが総合的に「人間関係の良いチーム」として機能するポイントです。

一方、人間関係に問題のある医院では、スタッフ間のコミュニケーションが必要な仕事がスムースにできません。各々が各々の仕事をし、用事のある時にしか会話できないのです。

こうした医院では、①「人間関係を良くするために自分が良い行動や態度に取り組もう」という気持ちか、②「人間関係を良くするために自分が良い行動や態度に取り組まなければならない」という意識か、③「人間関係を良くするために自分が良い行動や態度に取り組む必要がある」という認識を、スタッフ全員に持たせることが必要です。

特に、笑顔を心がけて仲間に誠意を持ち挨拶することは、人として基本中の基本です！　挨拶や笑顔という振る舞いは、その人の性格だけでなく育ちも影響もしますので、全員一律で入職時に必ず教育しておきましょう。

筆者が経営する(有)エイチ・エムズコレクションは、歯科衛生士という国家資格保有者を活かすという特徴を持っており、起業から25年目で500人以上の歯科衛生士とかかわって報酬をお支払いしてきました。

これまでご縁のあった歯科衛生士さんのなかには、仕事の能力は高いけれども、すぐに「講演をしたい」「有名になりたい」「リーダーになりたい」という方もいました。しかし、筆者の会社では、仕事の能力が高いというだけですぐに講演をさせたり、リーダーに起用したりすることはありません。

「講演をしたい」「有名になりたい」「リーダーになりたい」という向上心をもつことは、けっして悪いことではありませんが、そう言って入社してきた方は、残念ながら、全体を見渡すことができなかったり、仲間を尊重することができなかったりすることが多いのです。

そういう自己の能力の高さを意識している人をリーダーなどの役職に起用し、幅広い能力をつけられるよう育てないまま主導権を握らせてしまうと、社内（院内）の人間関係が壊れることが多いものです。

自己の能力の高さだけを意識している人は、他者に対しても能力だけしか見ることができません。また、自分に甘くて他人に厳しい傾向にあります。そうすると、能力が低い人を教育する立場にあっても、育てようとせずに責めてしまいがちなのです。

理想的な講師やリーダーは、つねに他人への思いやりを忘れない、困った人に適切な手を差し伸べることができる、自分で何かの課題に対して考えたり動いたりすることができる、人のせいにしない、人の悪口を言わないなどというような、人としての基本ができている人です。

今までも、「自分の強みで業界に貢献したい」と入社してきた方が、結果的に講師として高い評価を得たり、信用が増えて有名になったりしています。

さて、こうした仕事の能力は高いけれども、すぐに「講演をしたい」「有名になりたい」「リーダーになりたい」という人に対しては、どのような教育が必要なのでしょうか？

筆者が彼女らを教育してきたなかで意識していたことは、前述のように、笑顔を心がけて仲間に誠意を持ち挨拶することができるようにすること、すなわち「心育て」でした。

たとえば、

・自分が前に出ないと気が済まない
・全員でした仕事なのに「私がやった」と平気で言う
・自分の仕事の自慢しかしない

こうした態度をした際は、その都度「ダメです」とはっきり伝えてきました。

そうして、人としての心が育ち、軌道修正できた仲間が、今、歯科業界における良き講師やリーダーとして、活躍してくれていることを自負しています。

第2章

歯科衛生士教育の仕組みづくり

7 歯科衛生士教育のゴールと評価は「入職歴」を基準にする

本章では、具体的にいつ何を教えるかについて考えていきましょう。第1章で述べたように、個々人の能力や仕事のセンスは異なります。まずは歯科衛生士の能力を適切に評価し、それに応じて教育の内容を変える必要があります。

一般的に、能力を評価する際に使われやすいのは、「臨床歴」です。しかし、たとえば臨床歴が3年未満でも、きちんとした卒後研修を受けていて即戦力になる人もいます。一方、臨床歴が10年以上あるのに、学校で学んだ知識や技術を更新せず卒後教育も受けてきていないため、施術が我流になってしまう人もいます。臨床歴での評価はやめたほうがよさそうです。では、何を評価基準とすればよいのでしょうか。

筆者がおすすめしているのは、**自院に入職した時点をスタートとする「入職歴」**です。それぞれのバックグラウンドを、一度リセットして考える方法です。入職歴によって評価のステージを設定し、それをもとに、今その人にはどのくらいの能力が必要とされているのか、次のステージに上げるために何を教えればよいのかなどを決めていきます。

では、先生の医院の入職歴による評価ステージを考えてみましょう。

今まで自院に勤めてきた歯科衛生士の平均勤続年数を参考に、ステージ1からステージ4まで、「入職○年まで／以上」というように、4段階のステージを設けます。ステージの段階が細かすぎると管理が複雑になるので、4段階程度がちょうどよいと考えます。また、各ステージの年数が長すぎると、次のステージまでのイメージがわきにくくなるため、2～3年で区切るとよいでしょう。

実例 我流のスパイラルを防げたケース

2年連続、新人歯科衛生士が入職後数ヵ月で辞めてしまったB医院。その原因調査から主な原因として見えてきたのは、「古い知識と我流の施術を新人に押し付ける先輩Xの存在」でした。

翌年、新たに2名を採用するタイミングで、Xさんに新人を含む歯科衛生士の基礎力養成の提案をしてみましたが、Xさんは「困っていない」「私はこれでやってきた」と、研修に参加しませんでした。しかしその後、新人の成長を目の当たりにし、「ほんとうは学びたい気持ちがあったけど、素直になれずごめんなさい」と謝罪し研修に参加。こんなこと、以外と多いんです。

表７　入職歴による評価ステージの設定例

開業地域の風土や結婚観などによって、評価ステージの設定は異なる。ここでは、東京をはじめとする都市部と、その他の地方での設定例を示す。もちろん、自院のこれまでの経験を参考にしてもよい。どちらも、入職から早い段階で産休・育休時の歯科医院とのかかわり方を決めておくと、復帰につながる（P.98、99 参照）。

	都市部		地方	
入職歴による評価ステージ設定例	ステージ１	新人～１年	ステージ１	新人～１年
	ステージ２	１年以上	ステージ２	１年～２年
	ステージ３	３年以上	ステージ３	２年以上
	ステージ４	５年以上	産休・育休	
	中途採用		中途採用	
地域の傾向	●初婚年齢が全国平均よりも遅め ●入職時から「結婚しても歯科衛生士を続けたい」と希望する人が多い ●長い目で働くことを考えている人が多い ●産休・育休を使って育児をしながら働き続けたい人がいるものの、核家族や保育園への入園ができないなどの理由で思うようにならない場合が多い		●初婚年齢が全国平均よりも早め ●入職時から「結婚したら歯科衛生士を辞めよう」と考えている人もいる ●夫の職業や収入が歯科衛生士を続けることに影響する（夫の収入がよければ専業主婦、自営業のため手伝う必要がある、など） ●結婚・育児をとおし、あらためて歯科衛生士として働くことのすばらしさや報酬のありがたさを実感して復帰する人も多い ●親との同居や近居が多いことから、復帰しやすい環境の人も多い	
ステージ設定のポイント	入職から結婚・出産までの期間に余裕があることから、ステージの区切りを少し長めにする		入職から結婚・出産までの期間が短めなため、ステージの区切りも短くする	

※本書で扱う「歯科衛生士教育の評価ステージ」は、本表の「都市部」をモデルとする。

表８　あなたの医院の歯科衛生士の評価ステージを設定してみましょう

ⓐ自院の地域の傾向は？

ⓑⓐをふまえた評価ステージは？

ステージ１	
ステージ２	
ステージ３	
ステージ４	

は、表7（P.41）の「都市部」をモデルとしている。

	教育方法
	●新人と教育者の間にチューターをつける ●面談を定期的に行いできることとできないことを明確にする ●細かい項目で一つひとつていねいに仕事を習得させる
	●患者さんの生の声に触れさせ、やりがいを感じさせる ●１年間習得してきたことを、新人教育で活用させる ●仕事へのモチベーション維持を支援する
	●成長し続ける必要があることを認識させる ●成長する喜びを経験させる ●認定歯科衛生士などさまざまなことに挑戦させる
	●経営に参加している自覚が出るような役割を与える ●医院のキャッシュフローなど、お金に関することも伝える

8 入職歴のステージごとにゴールを設定する

それでは、各ステージで身につけてほしい歯科衛生士業務のゴールを1つ設定しましょう。たとえば、「ステージ1」（新人〜入職1年まで）では、「一連の仕事を『知識』として理解できている」などといったぐあいです。

さらに、このゴールを達成させるために、「一連の仕事の知識習得はクリアしている」「知識を確認しながらでも理解できる」など小さなゴールをいくつも設定していきます。

memo

表9　教育のゴール設定例と教育内容・方法の例　※本書で扱う「歯科衛生士教育の評価ステージ」

ステージ	大きいゴール	小さいゴール	教育内容
1 新人	一連の仕事を「知識」としてしっかり理解できる	●一連の仕事の流れに関する知識を習得する ［例］準備→アシスタント→片付け ●確認しながらでも知識が理解できる ［例］アシスタント・施術の知識 ●報告・連絡・相談ができる	●医院理念を理解させる ●治療方針を理解させる ●日常臨床で使用する機器の準備や操作を覚えさせる ●アシスタントのしかたを覚えさせる ●仲間との信頼関係を構築する努力をさせる
2 1年以上	一連の仕事の「知識」と「技術」が理解でき、遂行できる	●一連の仕事が正確にできる ［例］アシスタント業務全般 ●施術の知識と技術が正確にできる（気持ちのよい施術ができる） ●自分だけでなく、他の人のサポートが上手になる	●自分でできることとできないことを理解させる ●できないことを練習して上達するくふうをさせる ●仲間を尊重させる
3 3年以上	1人で正確に仕事ができる	●1人で仕事が正確にできる ●仲間を尊重し、適切に報告・相談ができる ●プレーヤーとしての素質が備わる	●臨床経験を通じて予防歯科の一連の作業を行えるようにする
4 5年以上	新人や後輩に仕事のやり方を指導することができる	●仕事の指導ができる。知識の伝達だけでなく、後輩を育てることができる ●マネージャーとしての素質が備わる	●新人教育をさせる ●売上の方程式を教えて安定経営に参加させる
主任	全体を見渡せ、経営側の視点でスタッフを支援できる	●チーム全体をまとめることができる ●感情はつねに穏やかにあるようコントロールできる ●臨床現場に関する質問にほぼ答えられる ●インストラクターとして人を育てることができる	●指導者として人から信頼されることの大切さを教える ●つねに平等な立場でスタッフとかかわることの重要性を教える

表10　あなたの医院の歯科衛生士の教育のゴールを設定してみましょう

ステージ	大きいゴール	小さいゴール
ステージ1		
ステージ2		
ステージ3		
ステージ4		
チーフ		

9 教育の内容を分類する

それでは、具体的に何を教えていくのかを見ていきましょう。まずは、歯科医院で行うスタッフ教育の内容を、**「医療理念・医療人としての価値観」「医療人としての倫理観・歯科医療接遇」「医療機関で必要な知識」「医療で必要な技術」**の4種類に分けます。そのうえで、習得する項目を段階的に教育していくことをおすすめしています。内容を4種類に分けることで個々のスタッフの強み・弱みを把握しやすくなるからです。

この4つの分類を「教育のピラミッド」と呼んでいます。

教育のピラミッドの1段目に「医療理念・医療人としての価値観」がある点が重要です。どんなに診療技術が上手な人でも、医院の理念を理解できなかったり、先輩や仲間とのかかわり方がうまくなかったりすれば、患者さんや一緒に働く仲間から信頼されません。また、知識があって技術もあっても、人間性に問題があり院長先生を尊敬していない人は、歯科衛生士として成長したいだけで、今の医院でこれからも働き続けるつもりでがんばっているわけではなく、何かのきっかけで転職してしまうといった悪循環が生まれかねません。

必ず伝えておくべきことですので、入職したらはじめに医院の理念と医療人としての価値観を教えましょう。

実例　予防歯科導入のステップを再考しうまくいったケース

C医院の院長先生は、予防歯科を導入したい一心で色々な勉強会に参加しました。また、う蝕や歯周病のリスク検査機器や口臭測定器なども次々に購入し、導入をスタッフに告げました。しかし、スタッフからは「ついていけません。辞めたいです」と言われてしまいました。

この言葉に、院長先生はやるべきことの順番が違ったと反省し、予防歯科の導入を一度中断しました。そして、スタッフ向けに予防歯科の研修を行い、院長先生がさまざまな機器を導入したい理由と導入方法をスタッフに伝えました。その結果、院内により一体感が生まれました。

図１　教育のピラミッド

①では、日常的に医院理念を意識させること、④では「主体性」を育てることがポイントとなる。よく、「自主性」を持つようスタッフに求める院長先生がいらっしゃるが、自主性を持つだけでは、人に言われる前にやることができる人間が育つだけで、自分で何かを考える習慣はつきにくい。一方、「主体性」を持つことを目標とすれば、やるべきことをやるだけに留まらず、効率を上げるくふうをしたり、効果的でないことを切り捨てる判断を自ら行うなど、自分で考えて行動するスタッフが育つ。

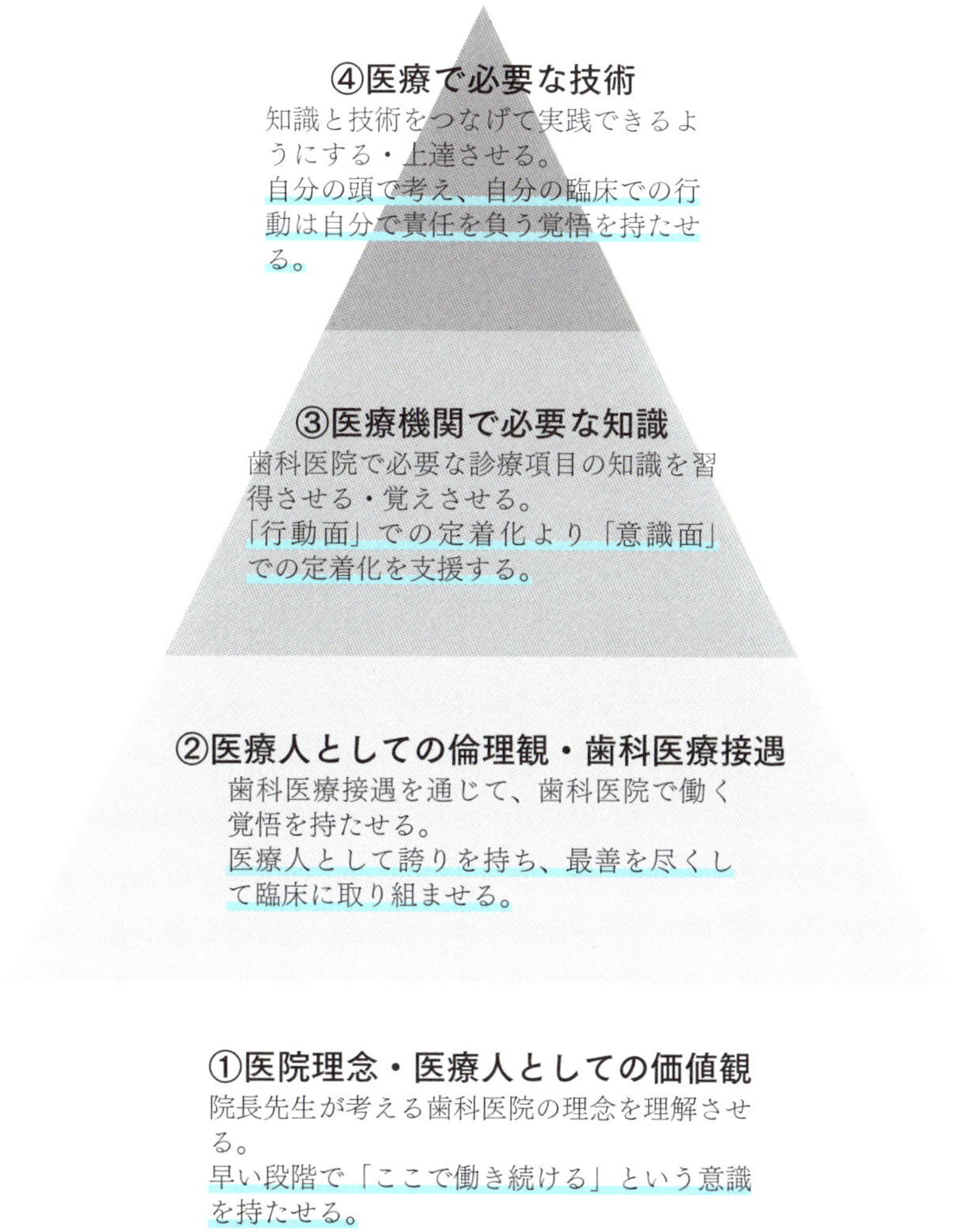
④医療で必要な技術
知識と技術をつなげて実践できるようにする・上達させる。
自分の頭で考え、自分の臨床での行動は自分で責任を負う覚悟を持たせる。
③医療機関で必要な知識
歯科医院で必要な診療項目の知識を習得させる・覚えさせる。
「行動面」での定着化より「意識面」での定着化を支援する。
②医療人としての倫理観・歯科医療接遇
歯科医療接遇を通じて、歯科医院で働く覚悟を持たせる。
医療人として誇りを持ち、最善を尽くして臨床に取り組ませる。
①医院理念・医療人としての価値観
院長先生が考える歯科医院の理念を理解させる。
早い段階で「ここで働き続ける」という意識を持たせる。

10 医院理念・医療人としての価値観を教育する

(1)医院理念・医療人としての価値観を「見える化」する

先生の医院の理念・価値観を書き起こしたものを、壁に貼るなどして、スタッフ全員が毎日見ることができるようにしましょう。目に見えることで「意識」し、毎日見ることで「回数」をこなせば、それは「習慣」になります(意識×回数＝習慣)。「理念や価値観といっても……」という先生は、

- ☑ 予防歯科に対する価値観
- ☑ 定期来院への考え方
- ☑ 理想とする歯科医師と歯科衛生士との関係
- ☑ 理想とする歯科医院と患者さんとの関係

を、書き出してみましょう。それは、先生の歯科医療、歯科医院経営の理念であり価値観です。これらをスタッフ全員が正しく理解し把握できるようにしましょう。

(2)理念を定期的に口頭で伝えて浸透させる

目で読ませるだけでなく、口頭でも伝えましょう。理念を壁に貼っていても、中身の想いを伝えていなければただの壁紙です。朝礼で復唱するなど繰り返し浸透させます。ただし、中身を理解しないままでの丸暗記はキケンです!

実例　**スタッフが老舗医院に勤める誇りを取り戻したケース**

老舗のD医院。2代目の若い院長夫婦とスタッフとの関係は良好でした。しかし、スタッフは「D医院で働き続ける医療人としての自信」が足りず、受け身で消極的な働き方でした。

そこで、70年間D医院が続いている素晴らしさと、今後は、いったん県外へ出た人がいずれ戻ってきても通える医院になることを目標とし、患者さんのライフステージに合わせた研修を行いました。その結果、「私と患者さんのかかわりはまだ数年ですが、当院が100年続くようがんばりたい」と言うスタッフが出てきました。理念を伝えることの大切さが実感できる例です。

図2　医院の理念・価値観教育の一例

土田歯科医院［石川県加賀市］の医院理念（左）と、実際に全スタッフで理念を復唱する朝礼の風景（右）。

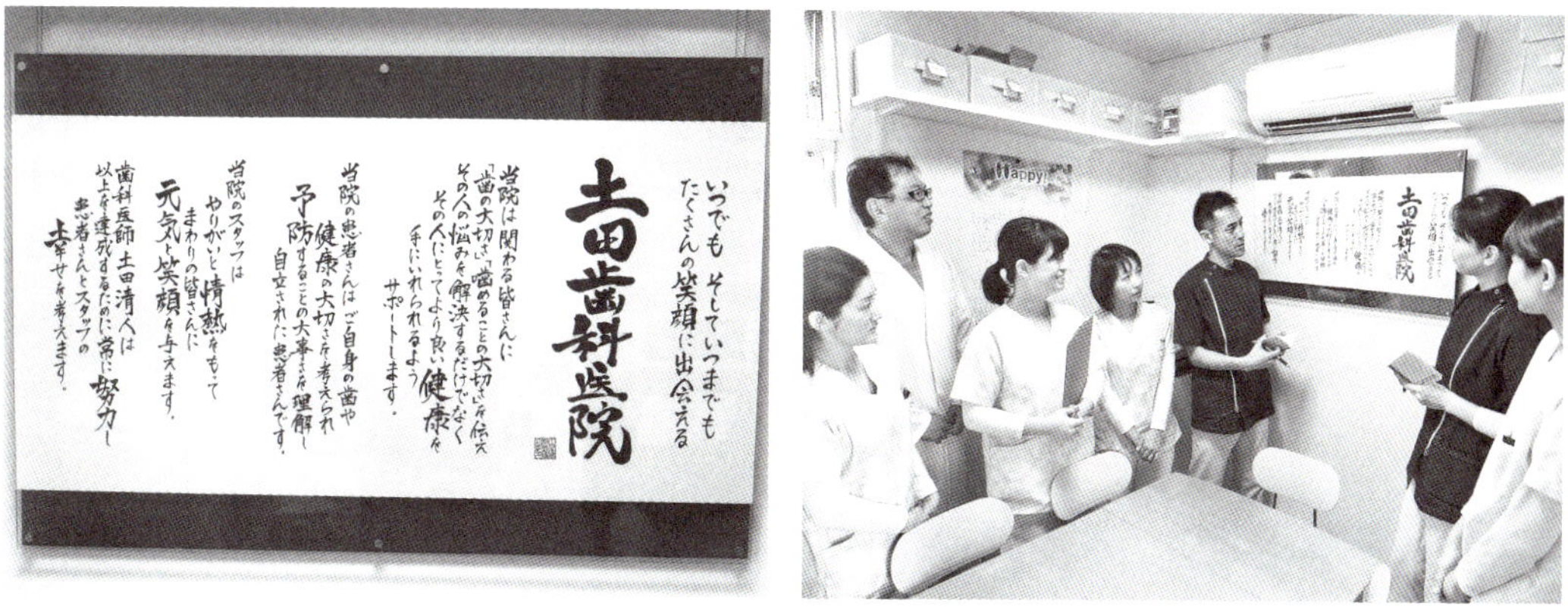

Column ―― 医療経営の成功条件

医療経営の成功条件は、2つに分けられます。1つは**「持続性」**があること、もう1つは**「拡張性」**があることです。

持続型の歯科医院は、予防歯科などによって毎月定期的な収入がある医院です。翌年の収入が大きく変動する心配がないのが特徴です。こうした医院の場合、限られたユニット数と人員で、定期来院を増やすくふうが必要です。

一方、拡張型の歯科医院は、対応する患者さんの数をどんどん拡大していっても、特別問題が生じず、今の臨床の方法で機能していく歯科医院です。予防歯科用のユニットと人員を増やしても機能できるようなくふうが必要です。

これらの違いも、医院の理念・価値観とともにスタッフに伝え、自院はどちらの型を目指しているのかを理解させましょう

(3)医院理念・医療人としての価値観の教育のゴールを設定する

入職歴ごとに、医院理念・医療人としての価値観の教育のゴールを設定しましょう。目標のない人材育成は、目的地を決めないままスタッフとタクシーに乗るようなもの。お金も時間も無駄になってしまいます。

(4)医院理念・医療人としての価値観の教育の評価を設定する

それぞれのステージに対する評価基準を決めましょう。

基本は3段階が使いやすいですが、歯科医院の規模や雇用している人数、歯科衛生士のステージ分布などによって、評価段階の数は違ってよいのです。同じ仕事に取り組むのでも、新卒（ステージ1）と入職歴10年（ステージ4）の歯科衛生士では、求められる結果（成果）が違い、評価基準も一律では、新卒の「できる」と10年目の「できる」が同じということになって、おかしなことになってしまいます。

そこで、院内にさまざまなステージの歯科衛生士がいる場合には、「合格（優秀）」を2つに、「不合格（標準・劣る）」を3つ、合計5段階に分けて、ステージに応じた合格ラインを設けます。たとえば、「1・0・−1」の3段階を「2・1・0・−1・−2」の5段階に分け、チーフやベテランの合格基準は「2」、中堅は「1」、新卒は「0」を合格ラインとするのです。基本の3段階を細かく設定しなおすだけですので、比較的かんたんにすべてのステージの評価ができます。

実例　継承後の理念が変わっても教育でうまくいったケース

先代が自費治療専門で経営していたＥ医院。それを継承した新しい院長先生は、自費治療も行いますが、予防歯科の重要性を確信し、導入したいと考えました。

まずは、先代が創りあげた「歯を見せない・雑談しない・ていねい」という接遇のコンセプトを「笑顔であいさつ・頻繁に声かけ・明るい声」に変更し、親近感と思いやりが伝わる会話のしかたを研修しました。施術時間も１回１時間から、保険診療を活用した適切な時間設定へ変えました。院内教育で、院長先生の夢が叶いました。

表 11　医院理念・医療人としての価値観の教育のゴール設定例

「医療機関で必要な知識の教育のゴール」（P.67 表 23）と連動した内容となっている点がポイント。

ステージ	教育のゴール
1　新人	●医院の理念を丸暗記して、理解できている ●院内で行動するにあたり、必要な考え方が理解できている
2　1年以上	●医院の理念に沿って行動ができている ●一連の仕事で必要な価値判断を理解し、行動できる
3　3年以上	●1人でさまざまな仕事を積極的に行うことができる ●臨床で大切な考え方を正しく理解し、仕事に反映できる
4　5年以上	●入職者や後輩に、自院の理念を正しく伝えることができる ●日々の臨床現場でお手本となる行動ができる

※本書で扱う「歯科衛生士教育の評価ステージ」は、表7（P.41）の「都市部」をモデルとしている。

表 12　医院理念・医療人としての価値観の評価基準例

ⓐ基本の3段階評価の場合

評価		評価基準	
		理解度	記憶度
合格	1	○	○
不合格	0	△	△　時々忘れる
	−1	×	×

ⓑ5段階で、各ステージの合格ラインを変えた場合

評価		評価基準		各ステージの合格ライン		
		理解度	記憶度	新卒 （ステージ1）	中堅 （ステージ2・3）	チーフ・ベテラン （ステージ4）
合格	2	◎	◎			合格
	1	○	○		合格	不合格
不合格	0	○	△　時々忘れる	合格	不合格	不合格
	−1	○	×	不合格	不合格	
	−2	×	×	不合格		

※本書で扱う「歯科衛生士教育の評価ステージ」は、表7（P.41）の「都市部」をモデルとしている。

11 医療人としての倫理観・歯科医療接遇を教育する

(1) 患者さんに選ばれる態度や発言をできることが、技術向上よりも大事

筆者は、歯科衛生士が入職後医院の理念の次に身につけるべきことは、施術よりも「医療人としての倫理観・歯科医療接遇」だと考えています。挨拶や笑顔、返事がしっかりでき、患者さんへ行う施術の説明ができるようになってから、気持ちがよい施術を行える技術を身につけ、さらに会話の技術を学ぶ、といったように進めます。

そもそも歯科医院で患者さんに快適なサービスを提供するのは、患者さん自らが病気を治そうという意欲を導き、これからもこの歯科医院に通い続ける必要があると評価していただくことがいちばんの理由です。そう考えると、患者さんが選んでくださるような信頼に値する態度や発言ができることが、技術の向上よりも先に必要になるのです。

それでは、自院の歯科衛生士が「歯科医療接遇」ができているかどうかを確認してみましょう。確認は、院長先生など1人が行うようにしましょう。おそらく、

① 新人でよくわからない
② 経験はあるけれど意識したことがない
③ 今まで必要がなかったので、重要視していない

の3パターンに分かれると思います。これをもとに、何を教える必要があるのか、誰がどんな方法で教えるのか、などの教育内容を決めていきましょう。

実例　職種別のスタッフ教育で医院拡大に成功したケース

比較的歯科衛生士の勤務時間が短い土地にあるF医院は、新人だけでなく中途採用や子育てで臨床を離れているスタッフが働きやすい環境をつくるために、歯科衛生士・歯科助手・受付を完全に分業制にして、教育も別々に行っています。

その結果、歯科衛生士は歯科衛生士業に特化して働き続けられるため、細かい作業でのトラブルも少なく、シフトを組むのにも協力し合える医院に成長しました。今は、分院も含めてどんどん拡大中です。

表13　職種別 入職後短期間で身につけさせる事柄の優先順位一覧

何をいちばんはじめに身につけさせるかという優先順位は、職種によって異なる。

優先順位	歯科衛生士	歯科助手	受付
1番目	歯科医療接遇	整理整頓	受付・電話応対
2番目	気持ちがよい施術	正確なアシスト	歯科医療接遇
3番目	会話	会話	会話

表14　歯科医療接遇 自己評価シート

歯科医療接遇においては、患者さんの立場で考えられることが大切。自己評価はYES・NOで答えさせる。

受付・電話応対：わかりやすく、聞きやすい声での正確な応対		
	受付は整理整頓されている	YES・NO
	カルテは誰もがわかるように整理している	YES・NO
身だしなみ：患者さんに不快に思われず、信頼・安心していただける清潔感のある身だしなみ		
	患者さん視点で清潔感のある身だしなみになっている	YES・NO
挨拶・お辞儀：患者さんの歯科医院に対する印象や、患者満足度・信頼度の向上につながる所作		
	自分から進んで挨拶をしている	YES・NO
表情・態度：安心感を与える表情、話をきちんと聴いていることが伝わる態度		
	自然な笑顔で優しい雰囲気で応対している	YES・NO
	つねにおちついた態度で応対している	YES・NO
患者誘導：おもてなしの心を持ち、挨拶や笑顔に加え、患者さんの名前を呼んでからの出迎え		
	患者さんの要望を正確に把握している	YES・NO
	患者さんの不安を安心に変えるサポートをしている	YES・NO
患者応対：地域の敬語表現も大事にし、正しい敬語を使った応対		
	患者さんに頻繁に声かけをしている	YES・NO
	患者さんに不快を与えない言葉遣いや話し方をしている	YES・NO
苦情応対：患者さんの気持ちを尊重し、トラブルへの発展を防ぐ応対		
	充分に話を聞いて正確な状況説明につとめている	YES・NO
	冷静に患者さんに誠意が伝わるように応対している	YES・NO
	上司への報告の際、事実と感情を分けて伝えている	YES・NO
	再発防止のために改善案を全員で共有している	YES・NO

(2)自分自身をしっかり知るきっかけをつくる

医療人としての倫理観・歯科医療接遇の教育では、

- 清潔感が大事であること
- 医療従事者としての心構え
- 評価は他人や患者さんが決めること

について、正しく理解・把握させます。また、最初に、自院において「NGなこと」と「OKなこと」を明確に伝えておくことが肝心です。

特に「評価は他人や患者さんが決める」が大切です。それには、**①他人から見える自分をわかりやすく伝えてあげる**こと、**②本人が改善や指導を素直に受け入れやすくしてあげる**ことがポイントとなります。

たとえば、スタッフが不機嫌に見える顔つきを時々するため、院長先生が注意しました。しかし、本人は「今まで誰からも言われたことはない」と言い張り、院長先生の評価と注意を受け入れてくれません。そんなときは、外部から講師を呼んでその人から指摘をしてもらう、臨床現場を動画で撮影し全員で検証してみる、などの方法が有効です。

実例　「患者さんのため」が逆効果だったケース

30分間のPMTCで予約のあったケースです。G医院の歯科衛生士は、患者さんの口腔内に歯石がたくさんついていたため、ブラッシング指導の時間も省いて、45分間一生懸命歯石を除去して綺麗にしました。施術後の口腔内を見せ、患者さんも喜んでくれたと思っていました。

しかし、患者さんは、口腔内状況などの説明がなくずっと機械を当てられていて顎が疲れたうえに、予約時間も勝手に延長されたと感じました。最後に鏡を見せられて「綺麗になりましたね」と言われても、元々どうだったのか、何をしてもらえたかがわからず「不満」でした。

図3 「自分が知っていず他人が知っている自分」に気づかせる

ⓐのジョハリの窓は、自分が知っている「自分の特徴」と他人が知っている「自分の特徴」の不一致を、4つの枠に分類することで、自己理解のズレに気がつくきっかけを支援する。自己理解のズレを受け入れることで、他人とのコミュニケーションを円滑にしたり、自分の能力を正しく伸ばしたりする時に使う。教育において問題となるのが「盲点の窓」。ここをⓑのような方法を用いて本人にフィードバックし、良い点や改善点を意識できるようにして、いつでも良い結果を出す習慣をつけさせる。

ⓐジョハリの窓

	自分は知っている	自分は気づいていない
他人は知っている	**開放の窓** 自分も他人も 知っている自己	**盲点の窓** 自分は気づいていないが、 他人は知っている自己
他人は気づいていない	**秘密の窓** 自分は知っているが、 他人は気づいていない自己	**未知の窓** 誰からも まだ知られていない自己

ⓑ「盲点の窓」を
フィードバックするには

- ●ビデオ撮影を行い、スタッフ全員で見ながら改善点を検証する
- ●外部講師に指導してもらう
- ●患者満足度アンケート（P.55 図4）を行い、指摘される
- ●仲間同士で仕事上の良い点を褒め合う「グッジョブ！会議」をする（良い点を褒め合うなかで、自分の能力不足に気がつく）

(3)患者満足度アンケートの活用

スタッフが自分自身を知るきっかけをつくる方法の1つとして、患者満足度アンケートをとってみるのもよいでしょう。

患者さんというのは、来院前や治療前に「こういう歯科医院だったらいいな」とか「治療を受けてこんなふうになりたいな」という期待（事前期待）を持っているものです。その期待と、実際に来院してみた、治療を終えてみた結果（事後評価）と比較して、歯科医院や治療に対し「不満」「普通」「満足」と評価します。

事前期待が大きくて事後評価が低い場合は「不満」となりますし、事前期待の大きさを事後評価が超える場合は「満足」となります。ただし、事前期待と事後評価が同じ場合は、満足ではなく「普通」となるため、注意が必要です。

事前期待＞事後評価　→　「不満」
事前期待＝事後評価　→　「普通」
事前期待＜事後評価　→　「満足」

それをふまえ、自院の患者満足度アンケートをつくってみましょう。ポイントは、施術などの結果が「良い」か「改善が必要」かが見えるようにすることです。アンケートの回答から、歯科衛生士本人ががんばったと感じていても、患者さんからの評価が必ずしも良い結果というわけではないことが理解できるでしょう。

実例　スタッフが患者さんの評価を知れて安心できたケース

予約がすぐに埋まる人気のＨ医院は、予約の調整や施術の時間配分に苦労していました。あるときスタッフの１人が「予約が取りにくくて患者さんがかわいそう」と院長先生に訴えたところ、他の人からも不満や愚痴が出てきました。

そこで患者満足度の研修を行い、患者満足度調査を行ってみました。結果、「患者さんの不満はゼロ」。患者さんの多くは、待たされることも予約がなかなか取れないことも不満に思っていないとわかりました。これによりスタッフは安心して働け、自分が人気の歯科医院に勤務していることに誇りを持てるようになりました。

図4　患者満足度アンケート例

「不満」「普通」「満足」などの表現は、自院でくふうするとよい。

今後の定期健診や診療技術の向上に役立てるため
本日の評価にご協力をお願い致します。
回答（いずれかに○をお付けください）

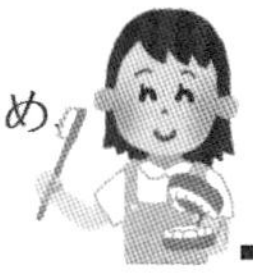

年　月　日

1：施術に関する説明はわかりましたか？	不満	普通	満足
2：予約の時間内に終わりましたか？	不満	普通	満足
3：施術は丁寧でしたか？	不満	普通	満足
4：施術の評価を教えてください	不満	普通	満足
5：感想 （自由意見			
総合評価	不満	普通	満足

医院MEMO

歯科医療接遇・技術向上委員会

ご協力いただきありがとうございました。

図5　歯科医療接遇のテキストにおすすめの書籍

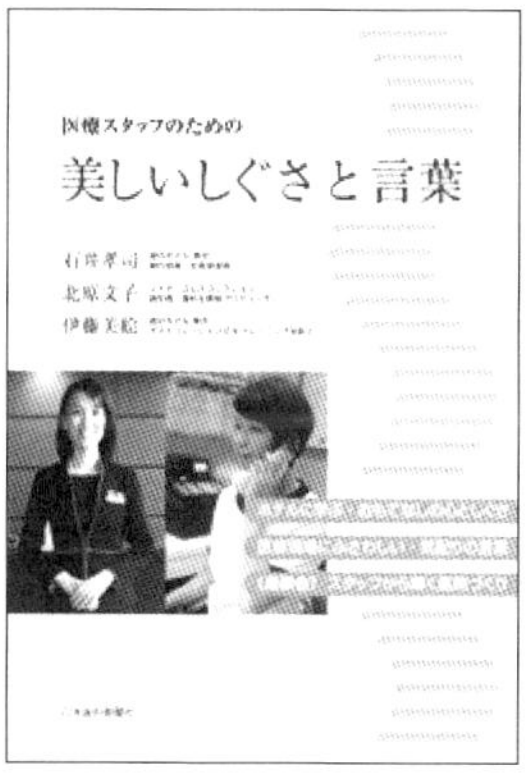

『医療スタッフのための美しいしぐさと言葉』（石井孝司、北原文子、伊藤美絵＝著・日本歯科新聞社）

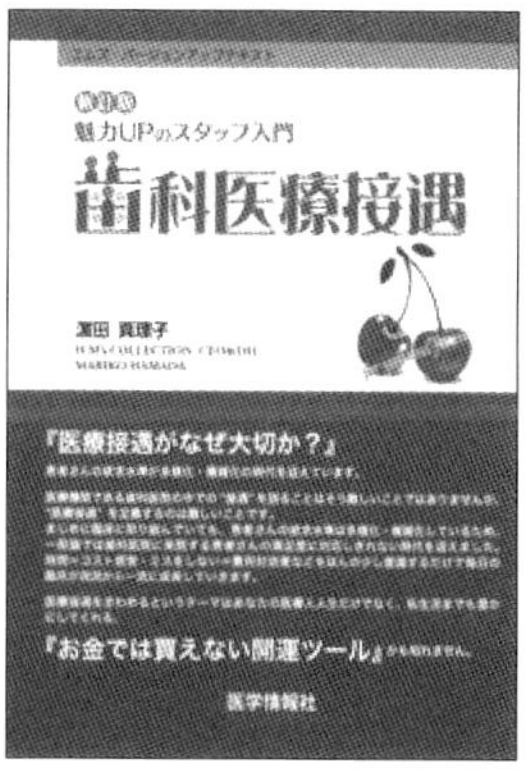

『＜新訂版＞魅力UPのスタッフ入門 歯科医療接遇』（濱田真理子＝著・医学情報社）

(4)身だしなみを教える

院長先生がスタッフの身だしなみを注意した際に、文句を言われたととられたり、セクシャルハラスメントと受け取られたりしたことはないでしょうか。医療人として臨床現場にふさわしい身だしなみをするのはあたりまえですが、トラブルを防ぐためにも、就業規則の服務規程を設けておきましょう。

守ってほしい条件をチェックリストで作っておき、入職前に伝え、守られるまで定期的にフィードバックをします。

(5)謝罪の表現を教える

ミスをした際、相手へどんな言葉を使って謝るかということも教えておきましょう。

まず、「ごめんなさい」は、「御免なさい」とも書き、基本的に許してもらえることを前提とし、この場で終わりにしたいという気持ちが見えます。仕事の場面では仲間（院内の人間）にも患者さん（院外の方）にも使わないようにします。次に、「すみません」は、「済まない」の丁寧語で、謝るだけでは終われない、この後償いたいという気持ちの表れです。比較的軽い謝罪と捉えられることから、仲間内で使うに留めます。最後に、「申し訳ありません」は、「言い訳のしようもありません」と自分の非を認め、言葉で表せないほど反省している気持ちを表します。謝罪の理由を問わず、患者さん（院外の方）にはこの表現がもっとも適切でしょう。

「ごめんなさい」………仕事をするうえでは使わない
「すみません」…………スタッフ同士であればＯＫ。患者さんにはＮＧ
「申し訳ありません」…患者さんには、謝罪の理由を問わずこれを使う

実例　マスク1枚で患者さんとのかかわりが変わったケース

Ｉ医院には、「顔を覚えられるのが嫌」という理由からマスクを外さない歯科衛生士Ｙがいました。しかし、研修で繰り返し「face to face」の重要性を伝えた結果、患者さんと会話する際にマスクを外すようになりました。

ある休日、Ｙさんが道端で患者さんに出会った際、患者さんがご家族に「私がお世話になっている歯科衛生士さん」と紹介してくださり、ご家族からもお礼を言われました。一緒にいた娘も「ママいいお仕事しているんだね」。それ以来、新人研修で「私服でも患者さんに声をかけてもらえる接遇・仕事を」と伝えているそうです。

表15　身だしなみチェックリスト例

歯科医院によって身だしなみの基準はさまざまだが、筆者の経験上、特にトラブルの多い5項目についてまとめた。守ってほしい条件は、入職前の面接の時点で具体的に伝えておくとトラブルになりにくい。

チェック項目		ポイント
髪色	☑明るすぎない色か	●髪色の限界色をカラーサンプルを用いて伝える ［例］「JHCA ヘアカラーリング・レベルスケール」の「No.11」まで
髪型	☑診療中邪魔にならないか	●長い髪は束ねる　●感染管理の視点で指導する
化粧	☑明るく自然に見えるか	●健康的に見える雰囲気を大切にする ［例］ファンデーションの基準 ・診療現場において、顔色が良く見えて清潔感があればOK ・化粧をまったくしないのはNG ・おしゃれと思っても厚化粧は診療現場に合わないためNG ［例］まつげの化粧の基準 ・エクステは、専門家につけてもらうもので落ちる心配がないためOK ・つけまつ毛は、自分でつけるもので落ちる危険があるためNG
白衣靴	☑サイズが合っているか	●勤務前に、サイズの確認をしておく
爪	☑短く、手入れがされているか	●「適切な診療を行うため」という視点で指導する ［例］マニキュアの基準 ・爪を強化する目的の透明なマニキュアはOK ・おしゃれを意識した色のあるマニキュアはNG

Column ――「お疲れさま」の違和感

一般的に、「お疲れさまでした」は目下から目上に、「ご苦労さまでした」は目上から目下にかける言葉と教えたり教わったりすることが多いと思います。しかし、一定以上の年代では、「お疲れさまでした」を新人が院長先生に言うことに違和感を覚えるといいます。

また、『お疲れさま』は後輩から先輩に言う表現とだけ教えると、自分に後輩ができた途端、後輩に対して「ごくろうさま」という言い方になる人がいます。これは、「私は上の立場」「あなたは私より下」などと変な上下関係を生み出すだけで、何も得がありません。

筆者は、「おつかれさま＝相手の労苦をねぎらう意で用いる言葉」（元々は「お憑かれさま」）、「ごくろうさま＝『御苦労』をさらにていねいに言う言葉」と考えています。

新人に教える際も、その人の年齢が他の人より上か下か、目上か目下かというのではなく、院長先生や仲間には、いつも「今日もありがとうございました」という表現を使うように指導しています。

(6)医療人としての倫理観・歯科医療接遇の教育のゴールを設定する

入職歴ごとに、医療人としての倫理観・歯科医療接遇の教育のゴールを設定しましょう。自院で長く勤務してもらうなかで、院長先生が「スタッフに手に入れてほしい」と考える人間性や「こうなってほしい」と理想とする医療人を思い浮かべ、具体的にそれはどんな人なのかということを整理して、教育のゴールに盛り込みましょう。

(7)医療人としての倫理観・歯科医療接遇の教育の評価を設定する

前述のように、医療人としての倫理観・歯科医療接遇の教育でポイントとなるのは「自分の現状を認識させる」ことです。そのために、さまざまな視点からの評価を集め、総合的に評価します。

memo

表16　医療人としての倫理観・歯科医療接遇の教育のゴール設定例

ステージ	教育のゴール
1　新人	●挨拶・謝罪・報告・連絡・相談がきちんとできる ●仲間への思いやりの気持ちを持つ ●人を尊重する
2　1年以上	●感情のコントロールができる ●気配りあるコミュニケーションが取れる ●苦手な人ともきちんとかかわれる
3　3年以上	●どんな人からも信頼される ●頭は冷静で気持ちは温かくいられる ●他人に気を遣わせない ●相手を幸せにできる
4　5年以上	●経営者側に立った視点でさまざまな判断を冷静にできる ●どんな時もやさしい雰囲気・笑顔で過ごすことができる

※本書で扱う「歯科衛生士教育の評価ステージ」は、表7（P.41）の「都市部」をモデルとしている。

表17　医療人としての倫理観・歯科医療接遇の評価基準例

本表を用い、院内の歯科医師・先輩歯科衛生士・後輩歯科衛生士などにも評価してもらい、総合的に判断する。

評価		評価基準		
		歯科医療接遇	コミュニケーション	配慮・気遣い
優秀	1	つねにマナーの向上を意識し、具体的な取り組みをしている	有益な情報収集に努め、日々の業務に活かしている	仲間にも有益な情報収集に努め日々の業務に活かしている
標準	0	基本的なマナーを保有し、臨床現場で問題がない	臨床現場で必要な情報収集や情報提供はほぼできている	臨床現場で最低限の配慮・気遣いはできている
劣る	−1	最低限のマナーは保有しているけれど、臨床現場で支障をきたすことがある	情報収集・情報提供に関して、特に努力をしていない	自分のことに精一杯で、仲間に対する配慮や気遣いはできていない

12 医療機関で必要な知識を教育する

(1)知識の習得が自信につながる

歯科衛生士が自信を持つのは、自分ががんばった結果がわかるときと、患者さんからよい反応が返ってきたときです。しかし、新人で担当患者さんを持っていないなど、患者さんとそこまで接する機会の少ない人へはどう自信を持たせればよいのでしょうか。

自信をつけるための近道こそが、知識の習得です。知識が習得できたかどうかを確認するためには、必ず同じテストを全員に解かせて、合格点が取れるまで繰り返し挑戦させます。合格点を取るところまで見守りアドバイスを続けると、知識の習得ができるとともに、「院長先生が私をきちんと見てくれている」という確信が持て、自信につながるようです。

(2)歯周治療の知識を教える

歯周治療に関する基礎知識や自院の歯周治療の流れなどを確実に学ばせます。

(3)メインテナンスを教える

歯周治療後のメインテナンスについても教えます。特に「健康」と「治癒」の違いを十分理解しないままスケーリングを行う歯科衛生士を見かけます。治癒に貢献できない歯科衛生士にさせないよう気を付けましょう。また、診査・観察の内容や評価基準、ＳＲＰの術式などは、院内で統一しておきましょう。

実例　知識の更新が予防歯科推進に至ったケース

先代の時には、歯科衛生士業務がアシスタントワークだけだったＪ医院。継承した若い院長先生は予防歯科推進派。先代時代との歯科衛生士業務の差に、元の仕事に慣れているベテラン歯科衛生士は嫌がりました。

そこで、あえてベテランに協力してもらい現在の自院で必須の知識と技術を整理しました。すると、否定的だった本人が実技研修を受けたいと言い出し、予防歯科にも積極的に取り組むようになりました。ベテランは最新の情報や知識の更新に不安なものです。こうした学び直しや知識更新の機会を支援することも大切です。

表 18　歯周治療を教える順序

順番・項目	教育が必要な理由
1　専門用語・歯周組織の理解	●専門用語の理解…歯科医師とのチーム医療に必要なため ●歯周組織の理解…診査や歯周病の正しい理解のため
2　歯周病の進行	●歯周病を治癒させるための計画立案に必要なため ［例］患者さんが歯肉炎の場合、炎症は歯肉に限定していると理解できていれば、歯ブラシを用いたブラッシングで十分と判断できる
3　歯周治療の流れ	●保険と自費とどちらで行うべきか、など、治療計画をもとに院長先生と患者さんと協力して治療を進めるため
4　口腔衛生指導計画の立案	●その患者さんに合った、効果的で継続可能な指導をするため
5　歯周治療に使用する器具・機材	●診査において適切な探知を行うため ●機器ごとの効果的な使い方を知り、症例に合わせて使い分けるため

表 19　メインテナンスを教える順序

順番・項目
1　歯周組織・メインテナンスの理解
2　健康と治癒
3　診査・観察・評価
4　セルフケアとプロフェッショナルケア（縁上・縁下）
5　長期症例

図 6　歯周治療の知識習得テキストにおすすめの書籍

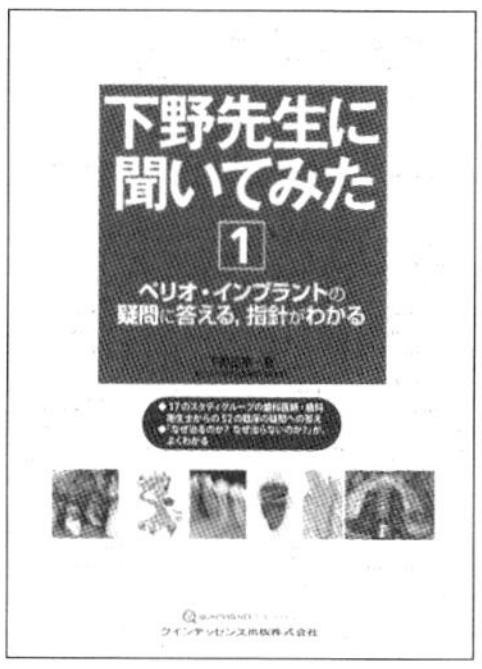

『下野先生に聞いてみた［1］』（下野正基＝著・クインテッセンス出版）

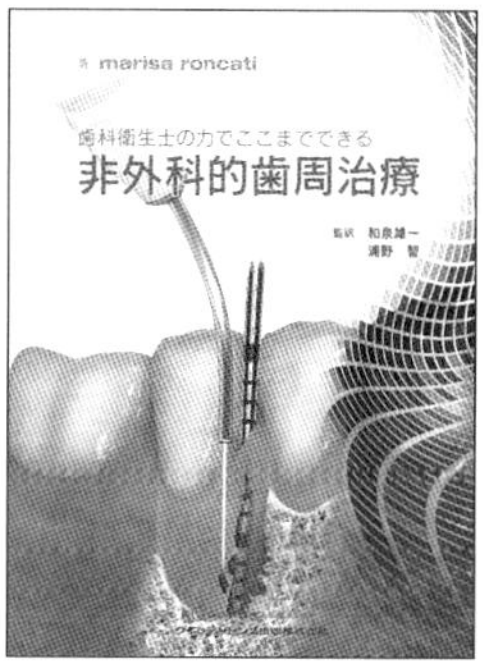

『歯科衛生士の力でここまでできる 非外科的歯周治療』（Marisa Roncati＝著、和泉雄一、浦野 智＝監訳・クインテッセンス出版）

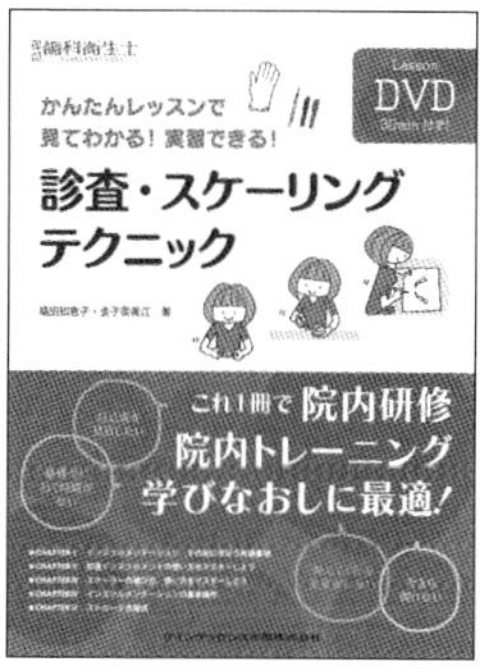

『別冊歯科衛生士 診査・スケーリングテクニック』（福田知恵子、金子菜美江＝著・クインテッセンス出版）

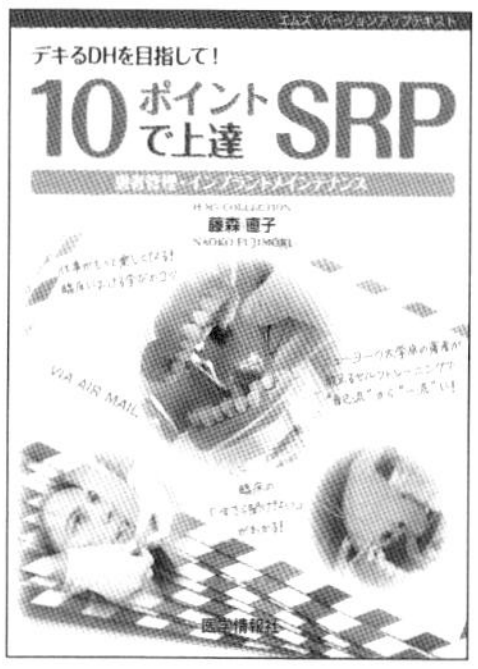

『10ポイントで上達SRP』（藤森直子＝著・医学情報社）

(4)口腔衛生計画の立て方と口腔衛生指導を教える

患者さんの口腔衛生計画を立案するためには、たくさんの知識が必要だと思われている先生が多いと思います。でも、実際の臨床現場においては、まずは保険診療を行うために必要な知識をしっかり習得できていることが最優先です。保険診療の知識だけで口腔衛生指導を立案できるようにするには、次の3つのステップで教育環境を整えましょう。

ステップ1：すべてのスタッフが覚える知識を決める
ステップ2：知識をどう患者さんの指導で使用するかを練習する
ステップ3：口腔衛生指導に使用するグッズを揃える

ステップ1では、必ず自院の歯科衛生士全員が知識の習得に使うテキストとなる書籍を決めておくことが大切です。テキストとなる書籍をそれぞれ自由に選ばせてしまうと、院内での知識の統一がはかれず、のちのちトラブルにつながります。

口腔衛生指導は、口腔衛生のための行動を習慣化することが大切ですが、それによって歯科衛生士側も目標を達成できるものです。患者さんの「簡単なことを続ける・小さいことを習慣にする」が「結果が出る・できるから続けられる」になることが、歯科衛生士の、「患者さんから信頼される・信用される・目標を達成する」ことにつながっていくのです。

実例　メインテナンス研修が増患につながったケース

K医院では、スタッフが「メインテナンスは30分で終わるものでも、10年前に1人1時間と決めたルールを変えたくない」と院長先生ともめていました。そこで、治癒・病状安定・長期症例から見たメインテナンス研修を導入。

すると「1時間1人だからこそ患者さんが来てくださっている」と言い切っていたチーフの考えに変化が起こりました。今では、自費のメインテナンス枠は、患者さんの口腔内状況に合わせて30分・45分・60分で調整できるようになりました。当然、来院患者さんの数も増えています。

表 20　口腔衛生指導を教える順序

あたりまえだが、これらの口腔衛生指導の際に使用する器具・機材が院内に揃っていなければ、口腔衛生指導自体も教育もできない。→［参照］巻末資料③口腔衛生指導に使用する器具・機材リスト

順番・項目
1　医療面接の仕方／コミュニケーションの取り方／歯科衛生士分野の診査結果の読み方
2　ライフステージの分類／全身疾患への理解
3　う蝕の理解／歯周病の理解
4　縁上のプラークコントロール／縁下のプラークコントロール
5　歯ブラシの選び方／ブラッシング指導

図 7　口腔衛生指導の知識習得テキストにおすすめの書籍

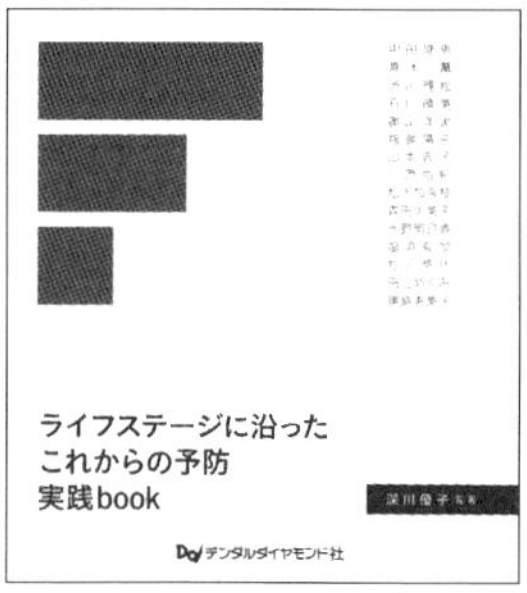

『ライフステージに沿ったこれからの予防実践 book』（深川優子＝監著・デンタルダイヤモンド社）

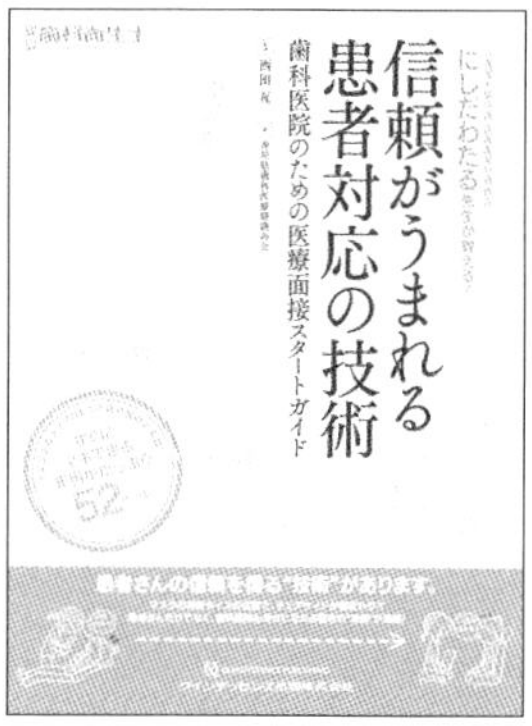

『別冊歯科衛生士 信頼がうまれる患者対応の技術』（西田亙＝監著、香川県歯科医療研鑽の会＝著・クインテッセンス出版）

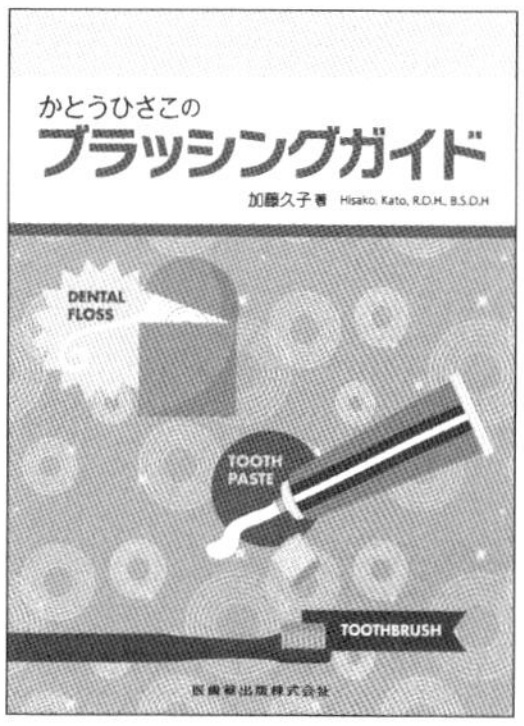

『かとうひさこのブラッシングガイド』（加藤久子＝著・医歯薬出版）

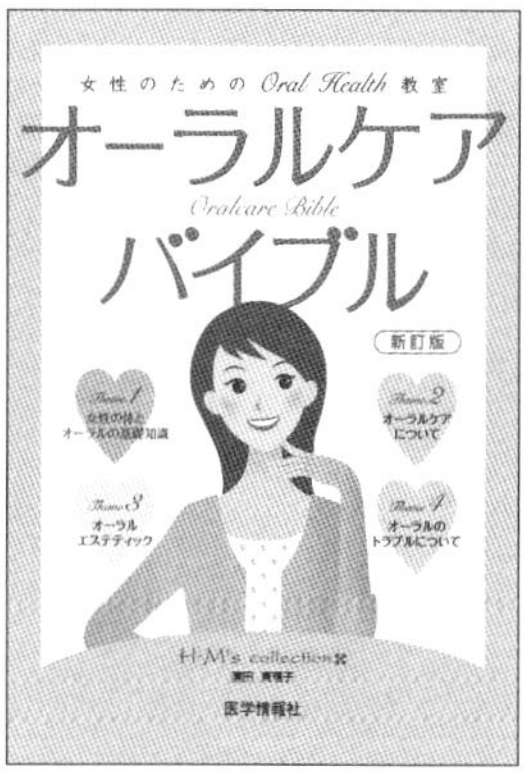

『オーラルケアバイブル ＜新訂版＞女性のための Oral Health 教室』（H・M's collection ＝編著・医学情報社）

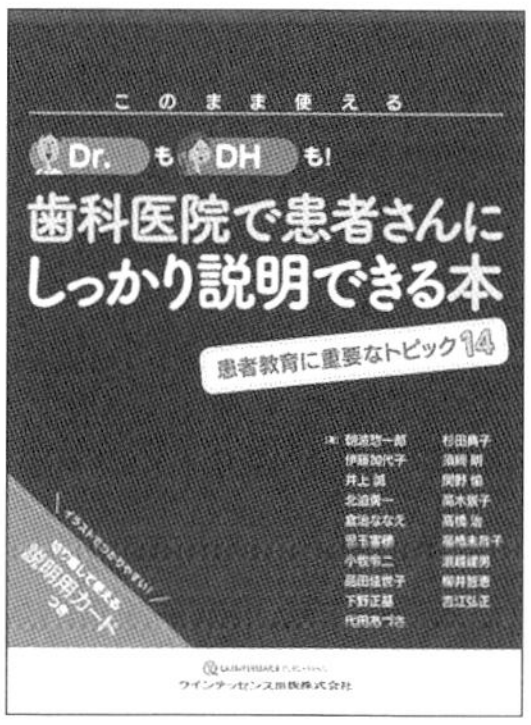

『このまま使える Dr. も DH も！ 歯科医院で患者さんにしっかり説明できる本』（朝波惣一郎ほか＝著・クインテッセンス出版）

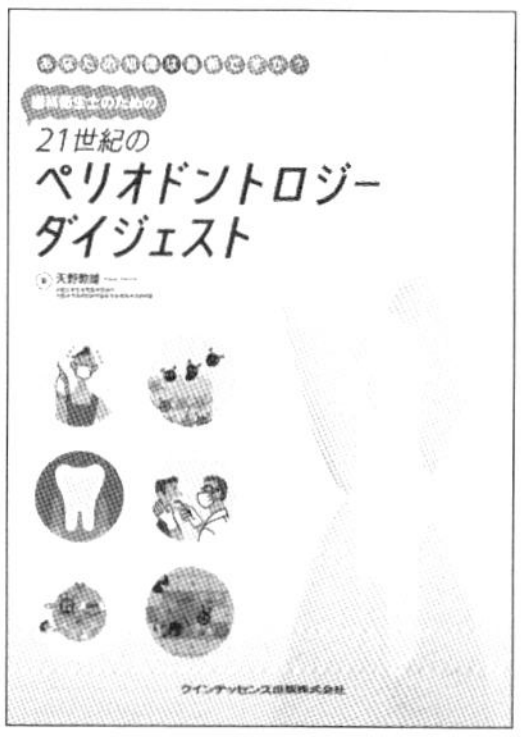

『歯科衛生士のための 21 世紀のペリオドントロジー ダイジェスト』（天野敦雄＝著・クインテッセンス出版）

(5)歯科医院でのコスト意識を教育する

歯科衛生士は、学生時代に経営やお金に関する学問を学ぶ機会はありません。そのため、「臨床現場での自分の行動の一つひとつが医院経営に大きく影響している」という意識が低い人もいます。実際に、経営者である自分と歯科衛生士やスタッフのコスト意識に差を感じられている院長先生も多いことと思います。

しかし、日常臨床にかかわるお金の話や経営の基礎知識などを教育することで、その意識の差を少なくすることは可能だと思います。ここでは、筆者が歯科医院での全体研修で導入しているコスト意識を養う教育内容として、整理整頓の研修をご紹介します。スタッフに身近な作業のなかで行うため、理解しやすいようで、効果が出やすいです。

歯科衛生士の場合は、歯科衛生士臨床に使う器具・機材の整理整頓を実践させます。整理整頓するなかで、器具・機材の取り扱いや消耗品、消費期限などについて理解が深まります。また、器具は適切に取り扱えば長持ちし、経費の節約にもつながるということに気がつき、器具を適切に管理できるようになれば、診療の面でも経営の面でも無駄をなくすことができます。

スタッフが整理整頓をとおしてコスト感覚に気を配れるようになると、スタッフ分野での利益が上がり、スタッフに給与や賞与として還元できます。還元が増えれば、当然スタッフの満足度もあがり、ここで働き続けたいという意欲や定着率もあがります。コスト感覚とスタッフ教育は実は切っても切れない関係なのです。

memo

表 21　職種別 整理整頓で教えるコスト意識

	歯科衛生士	歯科助手	受付
研修内容	歯科衛生士臨床に使う器具・機材の整理整頓をさせる	あらゆる医療機器を管理させる	受付周辺のカルテ・資料関連の整理整頓をさせる
ポイント	器具・機材の取り扱いや消耗品、消費期限などについて理解が深まることから、コスト意識を養うきっかけになる	●特に整理整頓を得意にさせたい職種 ●医療機器のなかでも、どれがどのくらい高額なもので取り扱いが大切かという区別がつくようになる	●歯科医院でいちばん金銭授受を行う機会が多いため、入職後早い段階でコスト意識を持たせる ●何が必要で何が不要かという感覚がつくため、物を余分に購入する、紛失する、物を探す時間が長くなるなどの無駄が減る

表 22　歯科医院における整理整頓の基礎

ここでは整理・整頓に絞ったが、実際は、「清掃・清潔・躾」を加えた「５Ｓ」を院内で仕組み化しておく。

	整理	整頓
目的	歯科医院にとって必要なものと必要でないものを区別する	いつでも誰でも必要なものが必要なときに、すぐ取り出せるようにする
方法	物を「重要・必要・要検討・不必要」に４分類し、不必要なものは捨てる ①**重要**：院長の貴重品、もう手に入らない記念品、賞状、転売や返却可能なもの　など ②**必要**：毎日の診療で必要になるもの、特に半年以内に必ず使用するもの ③**要検討**：昔は頻繁に使ったが現在は迷っているもの。６ヵ月以内に判断する（捨てない場合は、どう使うかどこで保管するかを決めて要観察に） ④**不必要**：毎日の診療で使わないもの、人が欲しがらないもの（迷う場合は一度捨てて再度購入しても）	１つのものを探す目安を１回 10 秒以内とし、物の配置と在庫の適正量を決める ①**定位置**：導線を考慮してものを置くベストポジションを決める ②**定量**：ものの有無と量が理解できるように印をつける ③**定方向**：同じ方向か取り出しやすい向きに揃える ④**表示**：可能な範囲で、もの本体や収納箱に名札をつける ⑤**標識**：もの本体や収納箱の収納場所を文字で示す

(6)医療機関で必要な知識の教育のゴールを設定する

「医療機関で必要な知識」は、知識があるか・ないかが重要で、時々忘れるようでは困るものです。その点が「医院理念・医療人としての価値観」と共通していますので、教育のゴールも共通です。ただし、「医院理念」は院長先生がご自分の得たいゴールを設定してつくれて、極端に言えば内容を自由に変えられるのに対し、「医療機関で必要な知識」は、学問ですので、好き勝手に内容を変えてよいものではありません。

知識の教育でもっとも大切なのは、自院で必要な知識を優先的に学ばせることです。歯科医療の基本知識を学んでいないうちに、実際の診療で優先順位の低い知識をたくさん学ばせることは危険です。

(7)医療機関で必要な知識の教育の評価を設定する

医療機関で必要な知識は、「用語の意味」「専門業務知識」「技術関連知識」の3つの点をそれぞれ評価します。たとえば、「歯科衛生診断」を評価する場合、「優秀」の評価基準は左のようになります。

用語の意味：「歯科衛生士が受けた教育、および資格において対応可能な実在または潜在的な口腔健康上の問題、保健行動を明らかにすること」というように、用語の意味を暗記している。病因・原因（病原句）から問題・状態（診断句）を関連づけて考えることができる。

業務の知識：「実在」「リスク」「可能性」の3つの項目で、適切な計画立案のための考え方が習得できていて、患者さんの問題点に焦点を当て、歯科衛生ケアを誘導できる。

技術関連知識：原因・病因・問題・状態を結びつけて記述するための知識があり、たとえば、喫煙（原因）と色素沈着（問題）、食片圧入（原因）と違和感（問題）などというように、必要な情報をつなげることができる。

実例

入職後すぐに与えられた知識に混乱したケース

Ｌ医院では、歯科衛生士に、歯科衛生士用のマイクロスコープに関する書籍を読ませていました。筆者も「マイクロの研修」を依頼されていました。しかし、実際にうかがってみると、歯科衛生士用として院長先生が用意されていたのは、３倍の倍率のルーペ。マイクロに関する知識では使えませんでした。

特に新人は、入職後すぐにアドバンスな知識を入れらてしまったため、院長先生の求めるゴールがマイクロの習得なのか、ルーペの習得なのかわからず、しばらくの間、日々の臨床で混乱を起こしていました。

表23　医療機関で必要な知識の教育のゴール設定例

どんな知識が必要なのかは、自院が保険診療中心なのか、自費診療中心なのかなどによりさまざま。使用する用語の整理もあわせて行っておくこと。→［参照］巻末資料⑤保険診療内の歯科衛生士臨床で必要な知識・技術リスト

ステージ	教育のゴール
1　新人	●歯科医院で必須の知識を覚えている ●診療内容・医療機器の使用方法などを正しく理解できている
2　1年以上	●覚えた知識に沿って行動ができている ●一連の仕事で必要な知識を理解し、行動できる
3　3年以上	●1人でさまざまな仕事を積極的に行うことができる ●臨床で大切な基礎知識を適切に仕事に反映できる
4　5年以上	●歯科医院で必須の知識を、他人に正しく伝えることができる ●日々の臨床現場でお手本となる知識を広く得ている

※本書で扱う「歯科衛生士教育の評価ステージ」は、表7（P.41）の「都市部」をモデルとしている。

表24　医療機関で必要な知識の評価基準例

評価		評価基準		
		用語の意味	専門業務知識	技術関連知識
優秀	1	歯科医院で必要と考える専門用語の意味を正しく理解し、臨床現場で活用している	業務上必要な専門知識があり、日々の業務のなかで具体的に使える	歯科衛生士業務に関連した技術に関する知識があり、臨床現場で活用できる
標準	0	歯科医院で必要と考える専門用語の意味を正しく理解し、臨床現場で問題がない	業務上必要な専門知識があり、日々の業務に支障がない	歯科衛生士業務に関連した技術に関する知識があり、臨床現場で問題がない
劣る	－1	歯科医院で必要と考える専門用語の意味を理解していない	業務上必要な専門知識を理解していない	歯科衛生士業務に関連した技術に関する知識を理解していない

図8　全身疾患などを含む知識習得テキストにおすすめの書籍

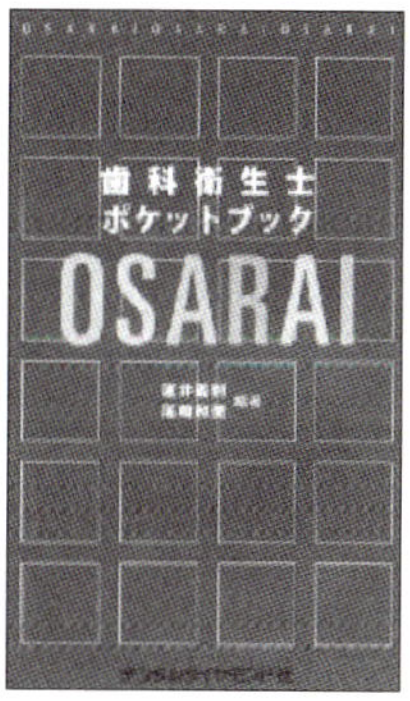

『歯科衛生士ポケットブック　OSARAI』（蓮井義則、尾崎和美＝編著・デンタルダイヤモンド社）

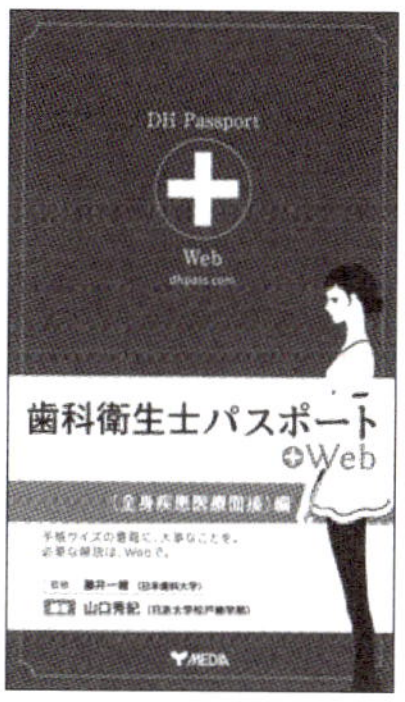

『歯科衛生士パスポート＋Web』（藤井一維＝監修、山口秀紀＝編著・メディア）

13 医療で必要な技術を教育する

(1) 教育によって知識と技術を正しくつなげる

山本五十六の有名な言葉に「やってみせ　言って聞かせて　させてみて　誉めてやらねば　人は動かじ」がありますが、それを筆者は、次のような解釈で理解しています。

やってみせ　→　理想的な動きや仕事を理解するまで見せる（視覚を利用する）
言って聞かせて　→　ポイントを説明する（聴覚を利用する）
させてみて　→　実際に自分が学んだことをやってもらう（身体感覚を利用する）
誉めてやらねば　→　評価を適切にし、良いところも伝える（感情を利用する）
人は動かじ　→　自ら行動を起こすように支援する（行動を利用する）

このように、知識と技術を正しくつなげて力をつけさせることで、主体的に動く人に変化していくのです。これを歯科医院での技術の教育に当てはめると、次の４つのステップになります。

ステップ１：手本を見せる
ステップ２：実際にさせてサポートする
ステップ３：部分的に任せる
ステップ４：全体を任せてみる

実例　知識と技術のつながりが功を奏したケース

Ｍインプラントセンターは「インプラント治療を行った患者さんに予防を行うメインテナンスセンターをつくる」ために研修を行いました。

まず、既存のスタッフとともに、今までの症例を参考としてメインテナンスメニューと使用する器具・機材を決め、施術の時間・内容・費用と開始日を決めました。

そして、施術メニューごとに知識と技術の研修を同時に行った結果、メインテナンスセンターの開業と同時に、さまざまなメニューを提供することができました。

表25　4つのステップで行う医療で必要な技術の教育

院長としては、**①手本を誰にするか、②指導内容が正確か、院内で統一されたものか、③次に技術面をフォローする予定が立っているか、④「任せる」が「放置」になっていないか**の4点に気をつけたい。

ステップ		ポイント
1　手本を見せる	いちばん理想的な動きをしている人を見学させる	①まず、習得する技術を正しく理解できているか、口頭で説明できるかを確認する ②実際に本人が仕事をしているところを確認する ③口頭での説明と実際の仕事を見て、理解の正確さを検証する
2　実際にさせてサポートする	実際にさせてみて、できている点は「できている」と伝える	できていない点がある場合、 ①どこを間違えているのか、質問する ②本人に考えさせる。答え合わせする ③再度、手本を見せる
3　部分的に任せる	できるところは自分で仕事を遂行させ、できていないところを報告させる	できていない点がある場合、 ①どこがまだダメなのかを報告させる ②どうすればできるようになるのかを本人に考えさせる ③できないところのみ支援する ※けっして指摘や嫌味を言わないこと ※この時点で、本人の能力の限界を把握しておくこと
4　全体を任せてみる	教えた内容に関しては、全体を本人だけに任せ、できるだけ自分で考えて実行させる	①気になっても、一定の距離を保ち見守る ②「離れて見ているが放置しているわけではない」と、きちんと伝える ③できないときはできるまで練習させる

(2)学習の4段階

人が何かを学習し身につけるまでには、「無能＝できない状態」から「有能＝できる状態」に至るまでに4つの段階があります。

①無意識の無能：意識もなく、できもしない
②有意識の無能：意識してもできない
③有意識の有能：意識してできる［意識×回数＝習慣］
④無意識の有能：無意識でもできる［習慣になっている］

自転車を乗りこなすまでを例に考えてみます。

①自転車の存在すら知らないので、乗りたいとも思わないし乗れない。［無意識の無能］
②自転車に乗っていた友達を見て自分も座ってみたが、漕ぎ方がわからない。［意識の無能］
③自転車を買ってもらい、補助輪を付けたら漕いで進むことができた。［意識の有能］
④補助輪なしで、自由に自転車を乗り回せるようになった。体が無意識にペダルの漕ぎ方やバランスの取り方などを覚えている。［無意識の有能］

このように、日常でスイスイと自転車に乗れるようになるのが、自転車を乗りこなす学習の4段階の到達地点です。

教育で身につけた知識を、練習や体験、経験を繰り返して④の段階のように技術として自分のものとできるよう、教育を仕組み化しましょう。

実例　**徹底した訓練で他院との差別化に成功し続けているケース**

予防歯科型診療所として開業したN医院。当初から、近隣の医院にないようなさまざまなメニューを提供し成長を続けていました。しかし、次第に他院でもホワイトニングやデンタルエステなどを取り入れるようになり、N医院の取り組みも目新しいものではなくなってきました。

そこで、院長先生は歯科衛生士に、新しいメニューを勉強するだけでなく、安定した施術を提供できるまで訓練が行える教育の仕組みを整えました。その結果、全員の施術の質と会話が極めて高い状態で安定し、なにより患者さんから高い評価がいただける医院になりました。

表26　シャープニングにおける学習の4段階

歯科衛生士臨床における学習の4段階の例として、シャープニングを例示する。

①無意識の無能	●シャープニングの重要性すら忘れている ●シャープニングの正しい方法を知らない ●シャープニングストーンやテストスティックも知らない
②有意識の無能	●シャープニングの重要性を理解した ●シャープニングの正しい方法を知ったが、できない ●シャープニングストーンやテストスティックを購入し手元にある
③有意識の有能	●シャープニングの重要性と正確な操作を意識しながら行える ●インスツルメントやシャープニングストーンの持ち方、当て方、動かし方を理解してできる ●目標となるカッティングエッジの正常な状態を理解して、シャープニングができる
④無意識の有能	●無意識に正確なシャープニングができる ●日常臨床のなかでシャープニングを行う適切なタイミングをはかり、実行できる ●自分が使用していないインスツルメントを見ても、カッティングエッジの良い状態・悪い状態を判断して、適切なシャープニングを行い修正できる

図9　シャープニング技術の習得におすすめの書籍

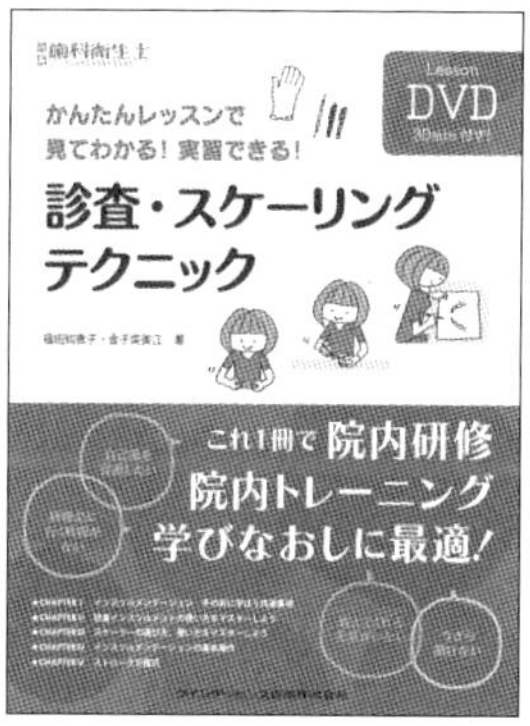

『別冊歯科衛生士 診査・スケーリングテクニック』（福田知恵子、金子菜美江＝著・クインテッセンス出版）

DVD付きだから
動画で学べる！

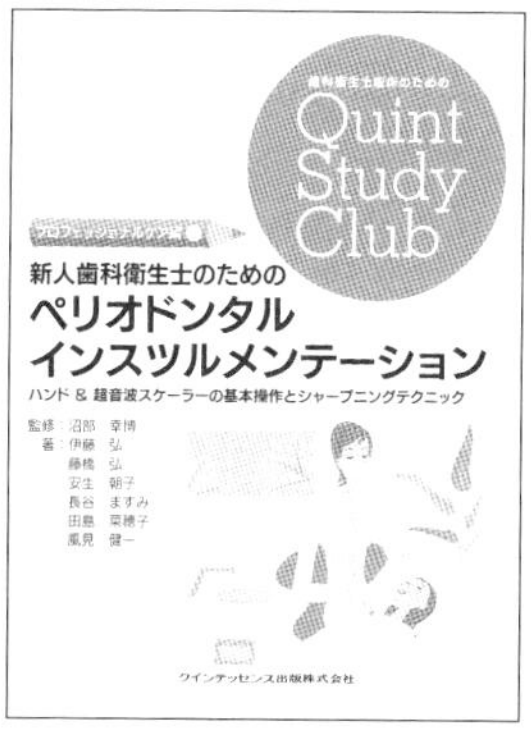

『新人歯科衛生士のためのペリオドンタルインスツルメンテーション』（沼部幸博＝監修、伊藤 弘ほか＝著・クインテッセンス出版）

(3) TOTEモデル

知識と技術をつなげ、自分のものとさせるために、繰り返し練習や体験、経験を積む機会の仕組み化が大切だとお伝えしました。

それに使えるのが、「Training」「Operate」「Test」「Exit」の頭文字を取った「TOTEモデル」です。「知っている」を「できる」に、そして「正しくできる」にするために、できるまで繰り返させ、支援する環境を整えましょう。

業務改善の仕組みとして、PDCAサイクルを用いている方もいらっしゃるかもしれません。しかし、教育においてはTOTEモデルがおすすめです。PDCAサイクルは、継続的に改善し続けるための仕組みであるため、ゴールが見えづらいという特徴があります。改善できたと思ったらまた次の改善を考えて進めるという方法です。一方、TOTEモデルは、E（合格）や理想の状態というゴールが明確で、O（軌道修正）とT（確認）の部分を何度も繰り返すことで改善に導きます。いったんゴール（理想の状態）にたどりついたら、次のステップにおけるゴール（理想の状態）を目指して、仕切りなおせるため、モチベーションの維持によいのです。

(4) 診査・スケーリングを教える

施術で使用するインスツルメント（器具）について、操作の技術を教える際には必ず器具自体のことを理解させましょう。

もちろん器具の名称などを知らなくても、慣れて覚えてしまえば使うこと自体はできます。しかし、器具自体のことを理解していなければ、スタンダードな器具と特殊な器具の区別がつかない、スタンダードな器具を使いこなせないのに特殊な器具を使用しようとしてうまくいかない、などというように、長期的な意味での技術の向上は期待できません。

実例　外部講師の指導により技術レベルを保てているケース

O医院は、自院で歯科衛生士に必須の知識と技術の基準を統一できていましたが、歯科衛生士が30人を超えた頃から、そのレベルに差が目立ち始め、チーフも目が行き届かず「自分だけでは教育できない」と不安を感じていました。

そこで、院長先生に相談したところ、外部講師を導入してくれ、口腔内写真撮影と診査関係はチーフが指導して院長が監修、技術関連は最新情報と併せて外部講師が定期的に研修、と分担することになりました。同じ講師に教わり続けることで技術レベルは一定となりました。研修の相談もできるため一石二鳥です。

図 10　TOTE モデル

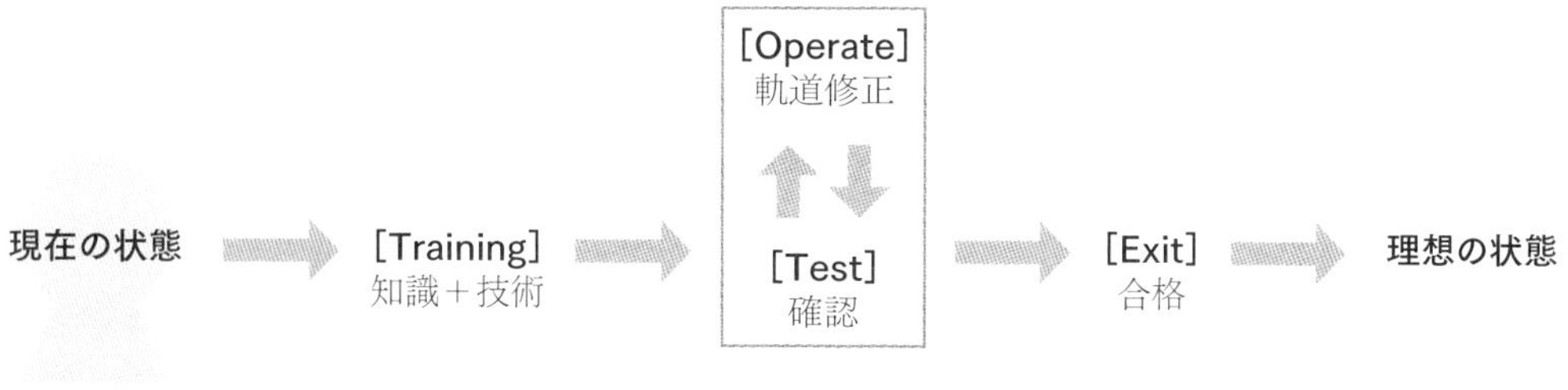

表 27　診査・スケーリングを教える順序

順番・項目	教育内容
1　インスツルメンテーションの理解・持ち方	●インスツルメントの名称（作業端・頚部・把持部）の理解 ●シャンクの理解（作業端・第一シャンク・第二シャンク）の理解 ●執筆状変法の持ち方
2　診査・インスツルメントの使い方	[例］プローブの使い方 ●使用目的：計測および歯肉の診査 ●プローブの基礎知識：メモリの間隔や作業端のデザインの違い ●測定方法：１点法、４点法、６点法などによる違い ●操作方法：適切な挿入時圧、適切な挿入角度、ウォーキングプローブのしかた ※注意事項:歯石の探知にプローブを用いない(エキスプローラーを使用する）
3　スケーラーの選び方	●スケーラーを使用する施術項目の理解 ・スケーリング　・ルートプレーニング ・ルートデブライドメント　・ディプラーキング
4　インスツルメンテーションの基本操作	●手首・前腕の位置 ●４つの運動と側方圧
5　ストローク方法	●手首前腕運動（側方運動・上下運動） ●デジタル運動（指の屈伸運動） ●ピボット運動 ●回転運動 ●側方圧 ●さまざまな場面でのストローク方法：スケーリングやルートデブライドメントで側方圧を強くしたい時、プロービング時、探知ストローク時　など

(5)医療で必要な技術の教育のゴールを設定する

歯科医院によって診療内容はさまざまで、歯科衛生士に必要な技術も千差万別です。たとえば、都市部の場合、歯科衛生士以外の職種の人材も揃えやすい傾向があるため、歯科衛生士は歯周治療や予防歯科など、本来の仕事に集中できる環境の医院が多いです。そのため、歯科衛生士には、そうした仕事を早い段階で身につけられるように教育します。

一方、地方の歯科医院の場合、受付業とアシスタント業、歯科衛生士業の全体を、広く浅くバランスよく教育します。その理由は、歯科衛生士の雇用に苦戦するエリアだったり、スタッフ数が少なかったりするため、一人ひとりがさまざまな業務を行えたほうがよいからです。都市部と同じような内容の教育を行ってしまうと、たとえば歯科助手が辞めて歯科衛生士にもアシスタントワークを行ってほしい状況になっても、「歯周治療と予防歯科以外の仕事はわからない」というような困った事態が発生してしまいます。

(6)医療で必要な技術の教育の評価を設定する

医療で必要な技術の評価基準は、「専門用語の意味」「保険診療の範囲での専門技術」「自費診療メニューの技術」の3つの点をそれぞれ評価します。

技術の評価は、歯科医院によって、大きな項目で評価し管理するほうが適する場合と、必要な項目をリスト化したシートを使って、細かく達成度を評価するほうが適する場合があります。前者は、全体を見てくれるチーフがいる、歯科衛生士の人数が多いため細かい項目を評価者が平等に見られない場合に採用します。後者は、新人歯科衛生士自身や新人教育の経験が浅い人でも、評価項目が細かく書かれたシートを使って達成度を一緒に見てあげられるという利点があります。

memo

表 28　医療機関で必要な技術の教育のゴール設定例

ステージ	教育のゴール
1　新人	●歯科医院で必須の技術が実践できる ●診療内容・医療機器などが正しくできる
2　1年以上	●覚えた知識に沿って施術ができている ●一連の仕事で得た知識を技術につなげて実践できている
3　3年以上	●１人でさまざまな施術を積極的に患者さんに提供することができる ●医療機器やコストなどを適切に管理して施術ができている
4　5年以上	●歯科医院で必須の技術を、他人に正しく伝えることができる ●日々の臨床現場でお手本となる技術ができている

※本書で扱う「歯科衛生士教育の評価ステージ」は、表７（P.41）の「都市部」をモデルとしている。

表 29　医療で必要な技術の評価基準例

これらの内容に加え、教育内容の難易度によって、どのくらいの期間で習得できたかという時間軸の評価基準も定める。→［参照］巻末資料⑥新人歯科衛生士教育指導計画書

評価		評価基準		
		専門用語の意味	保険診療の範囲での専門技術	自費診療メニューの技術
優秀	1	業務に関する専門用語を正しく理解して、臨床現場で活用している。歯科医師からの指示される専門用語も理解し、対応できる	保険診療の業務上必要な専門知識があり、日々の業務のなかで実践できている	自費診療で提供するサービスの関連技術に関する知識を理解し、施術で結果を出している
標準	0	業務に関する専門用語を正しく覚え、臨床現場でも問題がない	保険診療の業務上必要な専門知識があり、日々の業務での実践に支障がない	自費診療で提供するサービスの関連技術に関する知識を理解し、臨床上も問題がない
劣る	-1	業務に関する専門用語を理解しているが、実践できていない	保険診療の業務上必要な専門知識を理解しているが、実践できていない	自費診療で提供するサービスの関連技術に関する知識を理解しているが、施術ができていない

Column ―― 歯科衛生士用の器材は揃っていますか？

筆者が歯科衛生士の技術指導にお伺いした際に、肝心なインスツルメントが揃っていない、プローブのメモリが「３３３３」のものと「３２３３」のものなどが混ざっていて統一されていない、スケーラーが過去にいた歯科衛生士が好き勝手に選んだらしくメーカーがさまざまだった、診査やメインテナンス時の確認の際に使うのに探知用のエキスプローラーがない、などといったことがあります。これでは、教えるに教えられません。

座学で知識を習得できても、実技実習の時に必要な機材がなければ反復練習ができず、当然、いつまで経っても知識と技術をつなげることができなくなってしまいます。

また、必要な器具が揃っているのに、その医院の歯科衛生士に聞いても、「どんな時にどの器材を使うか」などといった知識がないために、活用できていない医院もありました。これでは宝の持ち腐れです。

自院の歯科衛生士の診療技術を上げたいなら、自院の歯科衛生士業務に適した歯科衛生士用の器材を揃えましょう。↓

【参照】巻末資料④歯科衛生士業務に使用する器具・機材リスト

適切な器具機材を準備することは、歯科衛生士業務を適切に行うことにつながり、チェアタイムの時間短縮にもなります。さらに長期的に見れば、良い結果につながっていくのです。

第3章

効果的な指導のコツ

14 評価をどう伝えるかで、教育の結果が変わってくる

第2章で述べたように、人が何かを学び自分のものとするには、「意識×回数＝習慣化」することが必要です。習慣化に至るまでの流れとポイントは、次のとおりです。

成功体験や失敗体験を得る：教育の対象者本人が、実際に具体的に経験します。ここで成功したり、失敗して改善する部分を具体的に発見します。

苦手な点を意識して練習する：改善するべき苦手な点を意識して練習し、改善方法を明確にして克服します。

繰り返し実践する：改善した理想的な状態で、できるだけ繰り返し実践していきます。この段階が、「意識×回数」に当たります。

つねに良い状態を維持する：良い状態が習慣化できた＝自分の実力になったということです。ただし、現状に慣れすぎないようにしましょう。能力を向上させるために、日々自分の持つ情報を更新し、知識の確認と技術の正確さを見直しましょう。

この各段階で、教育を行う側が評価を伝えます。スタッフ教育においては、特に「させてみて　誉めて」の部分が大切だと考えます。「少しずつでもできるようになっている」ことを感じさせ、「いまこれができて、これができなかったよね」と実践したことの結果を伝えることを意識するとよいでしょう。

実例　院長がこまめに褒めてモチベーションが維持できているケース

診療に対してこだわりがあるP医院のスタッフには、覚えなければならないことがたくさんあります。傍目にはかなり大変。毎月1回8時間の研修もあります。

ところが、スタッフ全員が院長先生を尊敬していて大好きで「院長先生は厳しいですが、どんなに忙しくても、よくできるようになると『上達したね』と伝えてくれます。それがすごく嬉しいんです」という声を聞きます。これがスタッフががんばれる理由。毎月の研修でも、医院の理念や臨床の秘訣を学べて好評とのことです。

表 30　教育の評価方法のおさらい

評価を行う際は、まず何段階評価で行うかを決める。P.48 で述べたように、基本的に 3 段階で評価する。臨床ではミスが許されないため、合格点は、臨床が問題なく行えるという意味で「優秀」に設定する。

評価	評価基準
合格／優秀	●人に教えることができるほど理解し、実践している ●ミスがない
不合格／標準	●理解して覚えているけれど、必要な場面で忘れることもある ●ミスをすることもある
不合格／劣る	●理解していない ●覚えていない ●行動もできない

15 「理由」を伝えずしてうまくいく指導はない

院長先生は、先輩歯科衛生士が後輩を指導する際、どんな言い方をしているか、ご存じですか？「前も教えたよね」「何度も言わせないで」「自分でわからないの？　よく考えて！」などといった言い方であるならば、注意が必要です。

指導というよりも、非難しているように聞こえませんか？　これでは、後輩は先輩に対して反抗心が生まれ、お互い素直になれず、指導を受け入れることができないため、いつまでたっても成長しません。

一方、「ここができていなかったね」「これはこうだから、こうしたほうがいいんだよ」というように、できていないことを具体的に指摘したうえで、なぜできていないのか理由を説明し、どうすればできるようになるのかを具体的に指示していれば、正しい指導といえます。このように教えてもらった後輩は、先輩を尊敬でき、指摘されたことを素直に改善しやすくなり、成長のスピードも上がります。

- できていないことを具体的に指摘する
- なぜできていないのか理由を説明する
- どうすればできるようになるのかを具体的に指示する

この3つを押さえた指導を行うよう、教える側の歯科衛生士に伝えましょう。

memo

図11　伝え方によって育つかどうかに影響が出る

ここではスケーラーの執筆状変法ができていない歯科衛生士を指導する場面を例に、どのような指導のしかただと効果的に育つのかを考えてみる。両者を比較すると、指摘だけでは指導したことにはならないとわかる。

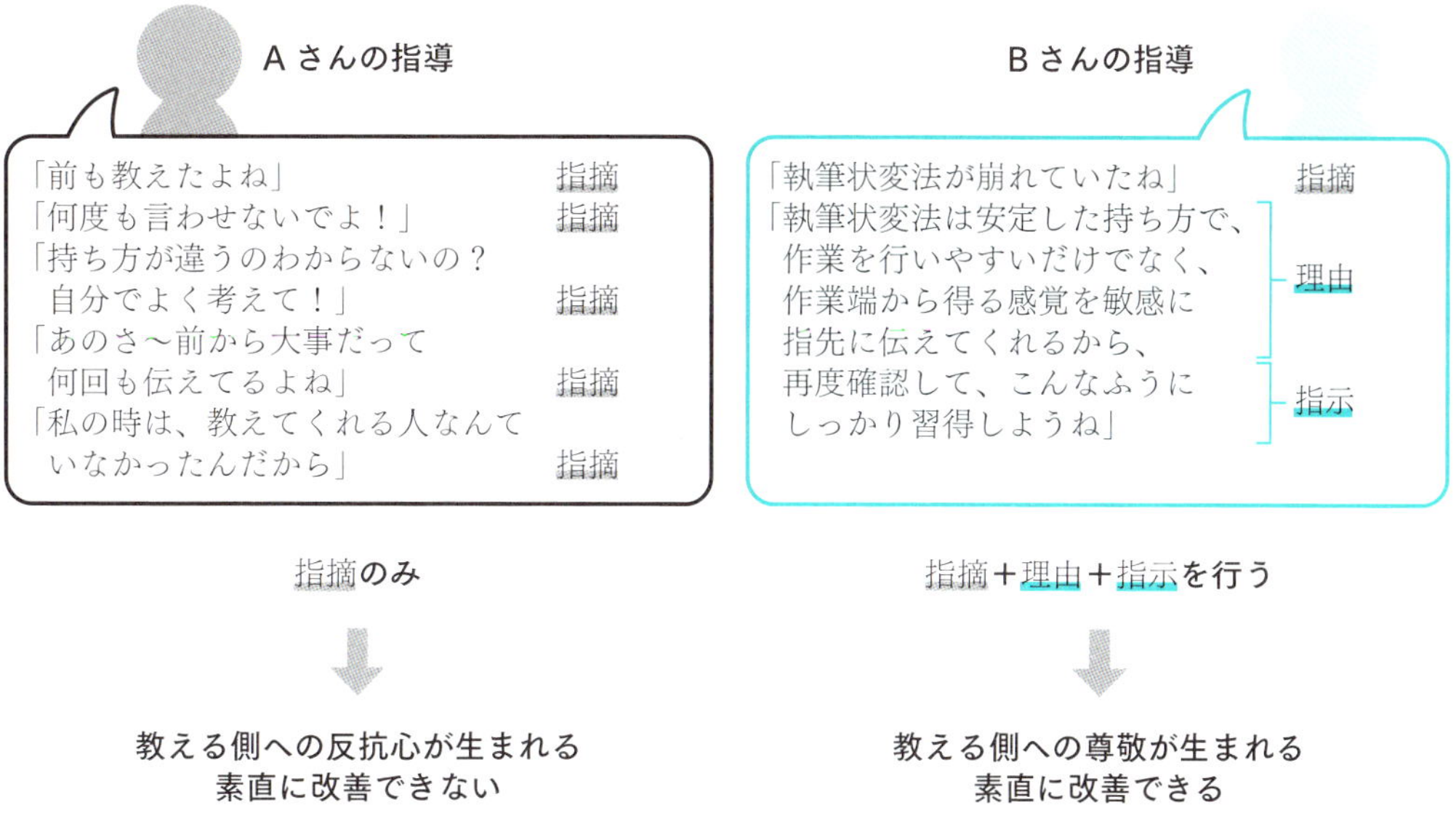

16 タイプ別　指導にくふうが必要な人への指導法

前項では、指導の際に「理由」を伝えることの大切さをお伝えしました。ここでは、それを基本としつつ、性格や仕事へ取り組む姿勢、能力をふまえたタイプ別に、「うまく育ってもらうためにどんなくふうをすればよいのか」をお伝えしていきます。

(1) マイナス思考タイプ

★特徴★

・「でも」とか「そうですけど」など、否定から会話が始まる
・こちらが話をしている最中でも、否定する
・「自分には無理です」とか「私にはできないと思います」などが口癖
・相手（仲間）に対してもマイナスの発言をする
・物事に取りかかる前から諦めやすい

★考え方の傾向★

・自己肯定感・自己評価が低い
・何に対しても自信がない
・自分は仕事が上手にできないと思っている
・つねに悪い面を考える

★指導のくふう★

・仕事を細分化して具体的に教える

・仲間へマイナスの発言を控えるように伝える
・できているものに対して具体的に結果を認める
・本人に少し自信がついたところで適切に褒める

※注意点

褒めても「おだてている」と受け取ってしまうため、褒めることの効果が薄い。

(2)仕事が中途半端タイプ

★特徴★

・いろいろな仕事に着手し、気配りがあるように見える（一見仕事ができるように見える）
・実は一つひとつの仕事を最後まで終えられない
・人に迷惑をかけることが多い
・自覚がない人が多い

★考え方の傾向★

・優先順位がわからない
・仕事の基本的なことが実はわかっていない
・効率的な仕事の段取りがわからない

★指導のくふう★

・時間管理や優先順位の決め方を教えて成果をあげる
・仕事の進行状況の確認方法を教えてあげる
・段取りを教えてあげる

memo

※注意点

いろいろな仕事を抱えていることが多く、本人が仕事をしているつもりになりやすい。周囲から見ても、たくさん仕事をしているように感じるが、結局どれも結果が出ていないことが多い。

(3) 仕事に対する能力不足タイプ

★特徴★

・基本的な能力はある
・臨機応変な仕事が苦手で、できる時とできないときがある
・できることもあるが、難度の高い仕事を頼めるほどではない
・面接時と、実際に勤務してからで、仕事に対する考え方や臨床現場での行動にミスマッチを頻繁に起こす

★考え方の傾向★

・仕事のしかたがなんとなくしかわかっていない
・自分で積極的に能力を向上させようとしない人もいる

★指導のくふう★

・仕事が理解できるまで、わかりやすく説明する
・なんとなくできている状態から、明確な理解のうえでできている状態になるよう支援する
・個別に指導する

※注意点

仕事の能力が根本的に不足している場合は、本人の意識の問題よりも、知識のなさか

ら自信を持って診療に携われていないことがほどんど。口頭試験などを繰り返すと、本人の知識と技術がつながり、良い結果を出す機会が増える。

⑷仕事に対する経験不足タイプ

★特徴★

・がんばっているが、臨床現場で適切な対応ができない

★考え方の傾向★

・知識と技術がある程度あっても自信を持って取り組むことができない

・経験不足を自覚して悩んでいることもある

★指導のくふう★

・ＰＭＴＣなど、繰り返し同じことをやらせる

※注意点

一度に多くの仕事を覚えさせようと情報を与えすぎたり、経験させすぎたりしていないか要確認。経験不足が問題だからといって、一度に多くの仕事を覚えさせようと、情報を与えすぎたり、経験させすぎたりしないようにする。臨床現場で必要なことを経験させていく計画を立てる。思いつきで色々な経験をさせると、余計に混乱させてしまう。

memo

17 院長先生がしてしまいがちなNG指導

(1) そもそも指導しない

「ゆでがえる理論」というのを聞いたことはありますか？

カエルを熱いお湯に入れると、当然カエルは逃げまどい、飛び跳ねます。ところが、常温の水にカエルを入れておいて徐々に熱していくと、カエルはいつのまにかお湯に慣れてしまいます。そしてお湯が熱湯となり、カエルが逃げたいと思ったときには、逃げるための跳躍力は失われ、跳び上がることができず、死んでしまうという話です。

先生の医院のスタッフは、ゆでがえるになっていませんか？　ふだんから、熱いお湯＝注意や指摘をスタッフに与える習慣がないと、ぬるま湯状態に慣れてしまい……

- 院長先生が直してほしいと思うことに気が付かない
- 起こったトラブルが自分の責任だという認識がなく、責任感がなくなる
- 患者さんが減っても気が付かない
- キャンセルが出たら「暇ができた」と喜ぶ
- 同じミスを繰り返す

というような、責任感も危機感も緊張感もない、残念なスタッフになってしまいます。「どうにかなる」は結果的に取り返しのつかないトラブルにつながる危険性があります。楽観主義のせいで、スタッフをゆでがえるにしないようにしましょう！

★OKなかかわり方★

・問題が起きたら確認し、再発のためのアドバイスを提供する

・そのアドバイスによって、問題が解決されたのかを確認する（アドバイスをした後に放置しない）

(2) 聞いているフリ

スタッフの話を聞くつもりはあっても真剣に聞いていないことはありませんか？　実際は聞いていらっしゃるのかもしれませんが、話の途中で他の人に指示を出したり、目が話しているスタッフの方を向いていなかったり、反応がなかったりすると、指導を受けるスタッフは「院長先生は飽きているんだな」と誤解し、軽視されていると感じます。

★OKなかかわり方★

・多少面倒くさかったり、特別な意味がなさそうな話だったりしても、聞くときは聞きましょう

・思ったより話が長くなって困るのであれば、「明日の昼休みに続きを聞こう」など、具体的に時間をとることを伝えましょう。

・まっすぐ瞳を見たり、うなずくなどのあいづちを打ったりして、話を聞いている姿勢を見せましょう。

(3) 一般論でアドバイス

たとえば、教育中の新人歯科衛生士がチーフの指導について相談してきているような時に、「それは仕方ないよ」「チーフにも考えがあったんじゃない？」など、一般論や正論で回答していないでしょうか？　でも、もしかすると、新人歯科衛生士が聞いてほしいのは

実例　**院長先生のこまめな声かけがスタッフを変えたケース**

Ｑ医院では、スタッフが外部講師を招いて研修した直後は、そのアドバイスに気を付けて生き生きと臨床できても、緊張感は２週間ほどでだんだんゆるんでしまい、結局一部のスタッフによくない癖が戻ってきます。院長先生は、「１回くらい外部講師に来てもらったぐらいでは変わるのは無理」と諦めていました。

しかし、日々「〇〇って教わったよね」と振り返るなど、積極的に声かけするようにしたところ、スタッフ同士も声を掛け合うようになり、患者さんからお褒めの言葉をいただくようになりました。

自分の大変な状況だけという場合があります。

この場合、新人歯科衛生士は院長先生に対して「私のことはどうせわかってくれない。もういい！」と捉えてしまいます。そして、「院長先生には私の考えや気持ちが伝わらない。この先も一緒にいる自信がない」となってしまいます。特に、信頼関係がまだできていなかったり、育っていないスタッフに、このように考える人が多いようです。

★ＯＫなかかわり方★

バックトラッキング（復唱テクニック）を使う。話を聞いている最中に、相手の発言したフレーズを拾って言い返すことで、話を聞いている、内容が伝わってきていることを示す。特に相手の感情を拾って繰り返し伝えるとよい。

(4)途中で話の腰を折る

(3)の状況で、新人歯科衛生士の話が長くなってきたら、「結局、何が言いたいの？」と言ってしまいたくならないでしょうか？
話の腰を折られたときに、男性は「話したいことを話せた」という達成感がないことに不満を感じるかもしれません。一方女性は、達成感よりも「共感」がほしいのです。ゴールがないことも多い女性の話でも、話の腰を折られたら「共感してくれなかった」ととらえ、不満に感じます。

★ＯＫなかかわり方★

・うなずきや「それでそれで？」と聞いている雰囲気がわかるようなあいづちで、安心感を与える
・最後まで聞く（最後まで聞くための環境を整える）

(5)新人研修で「こうなってほしい」と要望を一方的に伝える

新人研修を始める際や研修中に院長先生がしてしまいがちなのは、「こんなふうに考えるようになってほしい」「うちの医院ではこんな役割をしてほしい」と、研修を受けるスタッフへの要望を伝えることです。

しかし、実はこうした要望を新人研修中に伝えるのはＮＧなのです。新人というのは、「この歯科医院でこれから勤務し続けられるか？」「この先自分がここでがんばることができるのか？」などといった不安と、働く楽しさの間で心が揺れている時期にあります。院長先生の要望を伝えるのは、新人研修や数日間の出勤を経て「この歯科医院で働き続けたい」と思うようになった後がよいでしょう。院長先生からの「こうなってほしい」は、新人スタッフとの間に信頼関係ができた時こそ効果が出る言葉なのです。

★ＯＫなかかわり方★

・新人研修中は、医院理念や院長先生が考える医療に対する想いをしっかり伝える
・「期待している」などといった、混乱するような情報を与えない
・自院でこれから習得してもらう予定の内容も説明しておく

また、院長先生に限らず、指導者は次のことを大事にしましょう。

☑柔らかい表情を心がける
☑声をかけられたら気持ちよく返事をする
☑話をしている相手の目を見る
☑仕事やパソコンなどの作業を止める
☑頻繁にうなずく
☑相手の言葉を繰り返すことで共感を伝える

実例　**期待の新人を海外研修に行かせて失敗したケース**

R医院で、久々に新人歯科衛生士が入職しました。院長先生は期待を込め、入職の秋に40万円かけて北欧での研修に行かせました。ところが、研修から帰ってきた新人歯科衛生士は「滞在中とても寂しかった」「業務命令のように行ったので、帰国後の院長の過剰な期待が重くつらかった」「他のスタッフにやきもちを焼かれ医院に居づらかった」と、早々に退職しました。予防歯科の重要性も、この先自分が歯科衛生士としてここでどう働きたいかという気持ちも定まらないまま行ったため、このような残念な結果となりました。

18 女性スタッフの能力を伸ばす3つのポイント

前項でお伝えしたことの多くは、男女による思考の違いと言えます。経営者側（女性経営者も同様）が配慮・くふうすることが近道です！　他にも女性スタッフに対して気を付けたいポイントを３つ見ていきましょう。

(1) 仕事の役割を明確に伝える

医院の中で自分の仕事の役割が明確になっていると、「自分は何を優先的にすべきか?」「チーム医療のなかで何を期待されているのか?」もわかりやすくなります。特に新人の頃は、自分の仕事を自分で探すよう指示されても、行動することは難しいものです。ですから、入職して間もない頃には、その人の仕事を明確にしてあげると、次第に「自分は何を優先的にすべきか?」「チーム医療のなかで何を期待されているのか?」がわかりやすくなります。そして、「それに対して十分できているか?」「できていないことは何か?」などと、自分の仕事の状況や自分の立ち位置を理解しやすくなります。

★NG例★

「どんどん自分で考えて自分で動いてね」

★OK例★

「今日は○○をメインに取り組んで、そのあとは△△して、終わったら報告してね」

(2)良い点を具体的に認める

良かった点・上達したことがわかる場面では、具体的に認めてあげましょう。認めることで本人が「どこが良かったか？」を認識しやすくなります。また、良い場面で認めておくと、改善してほしいことが出てきた際に比較対象があるため、注意しやすくなります。伝えるタイミングは、可能な限りその日のうちにしましょう。

★NG例★

「全体的に良かったよ！」（スタッフはどこが良くて褒められたかよくわからない）

★OK例★

「さっきの患者さんに、資料を活用してわかりやすく説明していて、良かったよ！」

(3)改善点を伝える際は1つか2つに絞る

改善してほしいことには優先順位をつけ、もっとも早く改善してほしいことだけを具体的に伝えるようにしましょう。漠然とした注意だったり、改善点を全部伝えたりすると、女性スタッフは混乱して、された注意を「文句」だと受け取ってしまう傾向があります。

★NG例★

「コレとコレとコレを注意してね」（具体的だがアドバイスが多すぎる）

★OK例★

「〇〇の部分はよいけど、△△がもったいない。ここをもう少しこうして」（1点だけを具体的にアドバイス）

実例　**語尾で印象が悪くなってしまっているケース**

S医院の院長先生は、改善のアドバイスをする際に、「もったいない」という表現を使うとより効果的と知り、意識して使っています。ほんの少しだけ足りないという意味に受け取れ、「あと少しがんばろう」と前向きになれる表現です。

しかし、残念ながら「もったいないよね」と語尾に「ね」をつけているため、スタッフからは「院長先生は押しつけがましいから嫌」と思われています。語尾の「ね」は、本心はそうでなくとも、上から目線で自分の意見や考え方を押しつけているように聞こえてしまうのです。たった1文字でも印象が変わります。注意しましょう。

Column ―― 言わなければ伝わらない

女性が多い医療機関でよく見かけるのは、不機嫌な理由がわからないスタッフに、どう対応すればよいかわからず首を傾げる院長先生です。場合によっては、院長先生はスタッフが不機嫌になっていることさえ気が付いていないこともあります。

男性の場合は、何か理由が生じた時に不機嫌になり、「わかってくれよ」と言う人が多いです。一方、女性の場合は、特別何かがあったわけでもないのに不機嫌になり、「かまってくれない」と言う人がいます。

どちらにしても、「口に出して言わなければ、自分の気持ちは相手に伝わらない」ということがわかっていないのです。

第４章

教育と人事のかかわり

19 採用面接は、一緒に新人を育てるスタッフにもさせる

先生の医院では、採用の際の面接は誰がしていますか？　筆者がおすすめしているのは、院長先生以外のスタッフがまず最初に面接する方法です。面接をスタッフにさせる際には、表31のようなシートを用意しておきます。これを、面接を行うスタッフに渡して、シートに沿って面接を行ってもらいます。

この方法では、院長先生の体調や気分によって面談の質が乱れないということがいちばんのメリットです。面接者からすると、院長先生よりも自分に近い存在のスタッフに面接されることによって、緊張感が少しやわらぎ、本音を話しやすくなります。

スタッフからしても、院長先生が採用を決めてから初めて採用者に会わせてもらうよりは、自分が採用時に少しでも関与することで当事者意識が生まれやすいものです。院長先生だけで面接し採用を決めると、既存のスタッフは「院長先生が勝手に決めた」と捉え、新人に愛着がわきにくいことがあります。面接の時に一度顔を合わせていれば、一緒にやっていけるかどうか確認できるため、入職後に既存のスタッフと折が合わないということも減り、働きやすい雰囲気が生まれます。

では、面接シートの作成以外に、スタッフに採用面接を任せるためには、募集時や募集中に何に気を付け、どんな準備をしておけばよいのでしょうか。一緒に見ていきましょう。

memo

表31　スタッフ用の面接マニュアル

面接担当のスタッフには、マニュアルに沿って面接を進めるよう指導する。面接は、図12（P.97）のような「面接シート」を使用する。

面接の流れ	詳細・セリフ例
挨拶 自己紹介	●挨拶と自己紹介を行う 「【　医院名　】の【　自分の職種・役職　】、【　自分の氏名　】と申します。 今日はどうぞよろしくお願いいたします。まずは、多くの歯科医院のなかから、当院を選んでいただきありがとうございます」 ●当日の天気の話をする →　会話が続く場合は少し雑談をする →　会話が「はい」で終わってしまう場合、アイスブレイクの時間を設ける ポイント　相手の「はい」が続く質問を、最低3回繰り返す
面接	●面接シートを使用して、質問する ●①～⑩までで一区切りし、ここまでで質問がないか確認する ●⑪～⑭までを質問する ●医院の労働条件、正社員とパートの違い、医院の状況を伝える
医院見学	●30分以内で、待合室・診療室・消毒室・スタッフルーム・トイレなど、院内をひととおり見学させる ●実際の診療風景を見せる際には、ユニホームを貸す（診療見学は5分程度に）
院長挨拶	●院長先生を呼び、一言挨拶してもらう ポイント　院長先生はさわやかに登場して「何か質問があれば面接官に聞いてくださいね」と伝える
終了	「今日はありがとうございました」

表32　スタッフに面接を任せる際に準備すべきこと

医院のPRとして整理しておく情報
☑自院の理念：印刷物を用意。口頭で伝えるよりも、院長先生の考え方やイメージが伝わりやすい ☑採用基準 ☑就業規則：要約したもの。雇われる側にとって重要なポイントとなる ☑福利厚生：期待していなかったけれどあったら嬉しい特典
面接に使うものリスト
☑スタッフ用の面接シート（参考：P.97 図12） ☑面接者用の記入シート ☑当日の面接者の往復交通費
院長先生の心構え
☑院長先生の勘と経験だけで採用を決めない ☑院長先生の好みで採用しない ☑歯科衛生士だからといってそれだけで採用を決めない **※スタッフが良いと判断しても、院長先生の「嫌」という直観は大事に！**

①【求人情報の作成時】自院をPRできる情報を示す

面接担当のスタッフはもちろん既存のスタッフからすると、これから雇う人の初任給があまりに高額では士気が下がり、入職後にもトラブルが起きやすくなってしまいます。給与は近隣の歯科医院と比べて見劣りしない程度の金額を設定し、その他に福利厚生などの有利な条件を整備しておきましょう。面接担当者が自院のメリットとしてPRしやすいです。

事業内容も、面接担当者が自院をPRできるよう魅力的な表現にしましょう。

〔例〕「創業70年。○○市でもっとも古い歯科医院です。当院の予防歯科メニューは子どもから高齢者まで幅広い人に人気です」

②【求人開始時〜】求人中であることを既存のスタッフに伝える

求人情報や面接日を、スタッフ全員で共有しておきましょう。既存のスタッフに伝えていないと、求職者が電話したり面接で来たりしたときに、不審に思い、求職者に不快な態度をとってしまうことがあります。当然、医院の印象は悪くなります。全員が求人情報や面接日を知っていれば、ていねいに対応でき、求職者の感じる印象も良くなるでしょう。

③【面接前】面接担当者を決めたら研修を行う

面接は、主に1対1などの少数で行われるため、外からはどんな面接をしているかがわかりにくいものです。筆者は、採用面接の担当者を決めたら、研修を行い、笑顔や声の出し方、質問の方法、時間配分、回答などが面接官としてふさわしいか確認します。面接担当者には、求職者は未来の仲間であり、自分は医院の代表として仲間から選ばれた立場だという意識を持って面接に当たらせましょう。

memo

図12　スタッフ用の面接シート

確認事項			
面接者氏名（ふりがな）		面接担当者名	
		記入日	＿年＿月＿日
勤務開始予定日	＿＿年＿＿月＿＿日		
勤務希望日	日・月・火・水・木・金・土	休日出勤は［　可能・不可・相談　］	
通勤手段	電車・徒歩・車 他：＿＿＿＿	最寄り駅から自宅まで＿＿分 ［　徒歩・バス・他：＿＿＿＿］	
通勤区間		移動時間は＿＿時間＿＿分	
家族構成	結婚［　有・無・予定あり　］	子ども［　有・無・予定あり　］	
兄弟・姉妹	いない・いる：＿＿人		
家庭環境	実家・一人暮らし・他		
ユニホーム関係	身長：＿＿＿cm ユニホームのサイズ：S・M・L・LL	足の大きさ＿＿＿cm	

質問リスト		
質問内容	回答を記入	答えにより追加で聞いておく質問
①なぜ当院に就職を志望されたのですか？		
②なぜ歯科業界を選んだのですか？		
③前職での役割はどのようなことでしたか？ （新卒には、学生時代の部活）		
④人が好きですか？	YES・NO	NO →歯科業界は人とかかわる時間が多いですが、大丈夫ですか？
⑤熱中したこと・していることは何ですか？	YES・NO	YES →どんなことでしたか？
⑥ピンチを経験したことがありますか？	YES・NO	YES →どう乗り越えましたか？
⑦会話をすることは好きですか？	YES・NO	NO →苦手な理由を教えてください
⑧考えが違う人とかかわることはできますか？	YES・NO	NO →できない理由を教えてください
⑨自分の長所と短所を理解していますか？	YES・NO	それぞれ教えてください
⑩医療機関で働く時に大事なことは何だと思いますか？		
⑪前の勤務先を退職した理由を教えてください		
⑫当院の募集要項・労働条件で、どこに魅力を感じましたか？		
⑬人間関係で問題が発生した時に、 どんなふうに解決しようと思いますか？		
⑭当院では、自分より若い人に教えてもらうことがありますが、大丈夫ですか？		

20 早期にライフプランを把握する

入職してくるスタッフは、それぞれライフプランを立てているものです。予定通りいくかどうかはさておき、自院での勤務を通じて、そのスタッフがどのように生きていきたいのかを明らかにしておくと、たとえば「早い時期に結婚・出産したいとのことだからそれまでの短い期間で一定レベルまで教育しておこう」「子どもはもうけずにバリバリ働きたいとのことだからチーフに就かせることを見越してじっくり教育しよう」などというように、各人に対応した教育プランを立てるのに役立ちます。

採用後の早い時期に、スタッフの職歴や家庭環境などといったライフプランに関する情報を把握します。また、ライフプランは、ずっと変わらないということはありませんから、その後も面談や人事評価を行うタイミングで可能な限り把握しておきましょう。

スタッフの将来の予測が立てば、海外研修へ行かせるかどうかなどの教育に関する投資の計画ができて無駄も少なくなりますし、「いつまで働くつもりなんだろう」などといった先行きが不透明なことによる不安感がなくなり、採用計画も立てやすくなります。

これは、経営側・医院側だけでなく、スタッフ本人にもメリットがあります。入職のタイミングでライフプランを考える機会があると、自分が将来歯科衛生士としてどうなりたいのか、プライベートはどうしたいのか、すなわちどう生きていきたいのかが明確になります。

実例 人材教育プログラムにライフプランを入れ成功したケース

T医院の院長先生は、既婚で子どもが1人いる歯科衛生士Z(26歳)から、「当院は、若い独身スタッフばかりなので、子育てしながらずっと勤務するイメージがわかず、不安です」と言われました。そこで、人材教育プログラムを個々人のライフプランを考慮したものに変え、Zさんと他の独身スタッフそれぞれに合った教育のゴールを設けることにしました。

その結果、研修内容は同じでも臨床現場でのゴールと自分の役割が明確になったため、助け合う文化ができ、誰でも働きやすい医院になりました。Zさんは第二子出産後、復帰しました。

図13　歯科衛生士のライフプランまとめシート例

今後のプライベートなライフプランだけでなく、自院に入職前のライフイベントについても聞いておく。

歯科衛生士のライフプランまとめシート

氏名	志賀　栄世子	記入日	2016 年 6 月 24 日

MEMO
- 高校を卒業して２年間、アパレルの会社に契約社員として勤務。主に新規開拓の営業経験あり
- 人が好き。結婚を機に手に職と考えて２年制の歯科衛生士学校に入学
- 卒業後（22歳）、高校時代から付き合っていた彼と結婚
- 自宅近くの歯科医院に勤務。前の歯科医院が「妊娠したら退職」という医院だったため、２年間働き妊娠を機に退職。１人目の出産を経てから、子育て中でも長く続けられる当院に入職
- 歯科衛生士として予防歯科をしっかりやりたい。栄養学に興味があり極めたい
- 勉強は得意ではないけれど、目標に対する高い意識があり習得しようとする意欲は十分にある

年	家族の年齢				プライベートのライフプラン	歯科衛生士としてのライフプラン
	本人	夫	子	子		
2008	18				通販会社の契約社員として入職	
2009	19				営業成績トップで表彰。目標なく働く先輩の姿を見て将来に不安を感じた	手に職をつけたいと考え、社会人入学できる学校を探した結果、歯科衛生士を知る
2010	20				契約社員として働きながら、土曜に歯科助手のアルバイトを入れる	歯科衛生士学校に社会人枠で入学。歯科助手のアルバイトを始める
2011	21				高校時代から付き合っていた彼と婚約	
2012	22	24			卒業と同時に結婚。貯金のためにしっかり働く。夫は協力的。できるだけ２人で思い出作り	卒業。歯科医院に入職
2013	23	25			妊活。保育園関係を調べ、出産時期なども夫と相談しながら働く	予防歯科を担当
2014	24	26	0		第一子妊娠	退職（産休制度がなかったため）
2015	25	27	1		出産。仕事が落ち着くまで実家に同居。貯金もしたいため	休職。就職活動（社保完備の医院を探す）
2016	26	28	2		18時までの時短勤務	当院に入職。予防歯科研修
2017	27	29	3		食育の勉強。腕が鈍らないよう自宅の顎模型で練習。通常勤務	予防歯科、新人教育を担当予定
2018	28	30	4	0	年内に第二子妊娠予定	出産日２ヵ月前まで勤務。出産後６ヵ月以内に復職希望。栄養関係の資格を取得予定
2019	29	31	5	1	出産。早い段階で復帰予定	年内に復職予定
2020	30	32	6	2	実家と医院の中間に家を購入予定	チーフ就任予定（手当１万円／月）

■仕事の経験など

リソース	新卒	（継続）	復職
DH学校	4年制	3年制	（2年制）
企業経験	営業職経験		

※日本FP協会　キャッシュフロー表（https://www.jafp.or.jp/know/fp/sheet/）を改変して作成。

■生活環境

婚姻	未婚	（既婚）	離婚・再婚	
子	あり			
同居	なし。両親が近居			
介護	なし			
すまい	実家	一人	同棲	（賃貸）	持ち家

21 人材育成と連動させた人事評価の示し方

教育の評価を人事評価に反映させる場合の基準は、「よくできる・できる・できない」となります。これだけシンプルな評価基準なら、医院側も歯科衛生士側も人事評価がズレても話し合いがしやすく、トラブルになりにくいでしょう。ただし3段階評価では、評価が真ん中に集中してしまい評価制度が機能しなくなるおそれがあります。また、次の段階へのハードルが高くなりすぎて、評価される本人からすると「かなりがんばらないと評価が上がらない」という印象となり、がんばれなくなってしまう可能性もあります。その場合、5段階や偶数にするなども検討してよいでしょう。**何段階の評価を用いるにせよ、その評価がスタッフの育成にどのような影響を与えるのかが考慮されていることがポイント**となります。

また、評価には、「絶対評価」と「相対評価」があります。絶対評価は、定められた（絶対的）基準によって優劣の評価を行う方法、相対評価は、集団内で互いを（相対的に）比較して、評価を序列で表す方法です。歯科医院の人事評価においては、メインテナンス率や目標達成数値などといった具体的な数値で計れる項目で絶対評価を用います。能力や行動など、数値で計ることが難しい項目で、共通の評価基準を設けているものの、評価者により差が出やすい場合は相対評価を用いるとよいでしょう。

評価の表示方法は、「合格」「再試験」「不合格」や「A」「B」「C」など、医院によってさまざまでよいと思います。大切なのは、自院でその評価がどのような意味を持つか決めることです。評価とともにその意味をスタッフに伝えるとよいでしょう。

memo

表33　段階別評価方法の特徴

自院の規模などに合っていて実際に使いやすいか､評価者によるズレが起こりにくいか（再現性があるか）をポイントとして、決めるとよい。

評価段階	特徴
3段階	●医院側の評価と評価される側の自己評価にズレが起きにくい ●評価が中央値に集中して、評価制度が機能しないおそれがある ●評価される側にとって、次の段階へのハードルが高くなりすぎ、がんばりにつながりにくい
4段階	●中央値がないため、必ず良いほうか悪いほうか、差をつけることができる
5段階	●次の段階へのハードルが小刻みなため、がんばりにつながりやすい ●互いに評価しあう場合、逃げ道が多い ●医院側の評価と評価される側の自己評価にズレが起きやすい

表34　人事評価の表示方法いろいろ

自院に合うものを使用する。また、医院規模が変わるなどのタイミングで、変更することも必要。

評価基準	表示例								
よくできる	合格	良い	優秀	A	1	◎	OK	Excellent	Good
できる	再試験	普通	普通	B	0	○	NICE TRY	Fine	Average
できない	不合格	悪い	劣る	C	−1	△	TRY	Failure	Bad

［巻末資料①］研修受講報告書フォーマット

㈲エイチ・エムズコレクションで使用している研修受講報告書のフォーマット。

研修　受講報告書

以下のとおり院内研修受講の報告を致します。

提出日　平成　年　月　日

医院情報	
名前	
テーマ	
講師名	
受講日	年　月　日　　次回の研修予定日　年　月　日
研修時間	時間　AM/PM　:　AM/PM　:
感想・他	今日の研修で得た事を教えてください。 例）PMTCの通常診療の際の流れを確認しました。 研修後に練習・実践した時間と内容を教えてください。 例）教わった研磨の際のカップの当て方を練習しました　14時〜16時半迄 次回までに何を頑張るか？（具体的に記入してください） 例）実際の患者さんでも気持ちが良いと思ってもらえるように丁寧に研磨をします。 次回に聞きたいこと

〒130-0026　東京都墨田区両国4-27-12
有限会社エイチ・エムズコレクション
コンサルティング事業部迄
FAX　03-3846-7612または
info@m-dental.com　へメール返信お願いします。
※発送の場合はコピー送付してください。

院長サイン	M'sサイン

［巻末資料②］研修受講報告書記入例

某歯科医院の研修後に、歯科衛生士が記入した研修受講報告書。

[redacted]デンタルクリニック研修　受講報告書

以下のとおり院内研修受講の報告を致します。

提出日　平成30年　1月　30日

医院情報	最寄駅　[redacted]
名前	[redacted]
テーマ	スケーリング・SRP技術の見直し，歯肉マッサージ，口腔内写真
講師名	H.M's COLLECTION　濱田真理子先生、玉置まゆ先生
受講日	2018年　1月　23日　　次回の研修予定日　2018年　2月　20日
研修時間	時間　AM/(PM)　15：00　AM/(PM)　18：00

感想・他

今日の研修で得た事を教えてください。

例）PMTCの通常診療の際の流れを確認しました。

・超音波チップは遠心・近心に当てる時、内面や背面を当ててしまっていると気づくことができたので、側面の先端1mmを当てるように手首を返す技術を学びました。

・最後臼歯はポジショニングと固定指の位置を変えることで除石しやすくなりました。探針で歯石の形・大きさ、ポケットの深さをイメージすることも大事だと学びました。

・歯肉マッサージは手首の回転が足りないのと、指を動かす範囲が狭いことが問題だと分かりました。

・口腔内写真はユニットに体重をかけて脇を閉めてぶれないように固定するのがポイントだと学びました。

研修後に練習・実践した時間と内容を教えてください。

例）教わった研磨の際のカップの当て方を練習しました　14時〜16時半迄

・中塚さんと口腔内写真（中心観・側方面観）を撮る練習をしました　1/24　14時30分〜15時

・中塚さんと歯肉マッサージの練習をしました。1/24　19時〜19時30分

・7|7のSRPの練習を模型上でしました。1/26　9時〜9時30分

・超音波チップの当て方と動かし方の練習を模型上でしました。1/27　9時〜9時30分

次回までに何を頑張るか？（具体的に記入してください）

例）実際の患者さんでも気持ちが良いと思ってもらえるように丁寧に研磨をします。

・スタッフに患者役をしてもらい超音波チップの側面を当てる練習をします。

・最後臼歯遠心のSRPの練習を模型上でします。

・歯肉マッサージは左手が力をかけにくいので右手と同じように動くように練習します。

次回に聞きたいこと

・最後臼歯のSRP技術が習得できているか玉置先生に確認してもらいたいです。

・SRP中の離脱を防ぎ、患者さんのモチベーションを上げるような会話を教えてもらいたいです。

・歯肉マッサージの改善点やポイントがあれば知りたいのでもう1度見てもらいたいです。

・シャープニングの角度が正しくできているか見てもらいたいです。

〒130-0026　東京都墨田区両国4-27-12
有限会社エイチ・エムズコレクション
コンサルティング事業部迄
FAX　03-3846-7612または
info@m-dental.com　へメール返信お願いします。
※発送の場合はコピー送付してください。

院長サイン	M'sサイン
（署名）	

[巻末資料③] 口腔衛生指導に使用する器具・機材リスト例

自院の口腔衛生指導の内容に合わせて、適宜揃えましょう。

器具・機材名	用途
指導用顎模型 子ども用／大人用／う蝕模型／歯周病模型／インプラント模型／歯内療法資料	口腔内をイメージさせる
大き目の鏡	指導箇所やようすを見せる
染色液・確認ライト	目に見えない部分の汚れを理解させる
歯ブラシ	指で触って柔らかさを試す 模型に使用する
歯磨剤	綿棒にとって香りや味を確認させる 口腔内で味を確認させる
デンタルフロス スーパーフロス／ワックスタイプ／アンワックスタイプ／柄つき　など	さまざまな種類と使い方を教える
歯間ブラシ L字型／ストレート型	種類と使い方を教える 患者さんに合った大きさの歯間ブラシを選択する
タフトブラシ	先端の形・柔らかさなどを確認させる 模型で使用方法を教える
電動歯ブラシ	駆動や動きなどを見せて説明する
洗口剤	医薬部外品・化粧品に分けられること、色々な種類があることを伝える
スポンジブラシ	粘膜清掃で使用できることを伝える
舌ブラシ	患者さんが希望する場合。正しい使い方を教える
口腔湿潤剤	口腔乾燥症状を改善するものとして紹介
口腔洗浄器	正しい使い方を教える
義歯清掃関連 義歯清掃ブラシ／粘膜清掃ブラシ／義歯洗浄剤	義歯の患者さんにセルフケア方法を教える

［巻末資料④］歯科衛生士業務に使用する器具・機材リスト例

下表は、診査を中心とした器具・機材リスト例。診療内容ごとにリスト化しておくと便利。

デンタルミラー	片面ミラー 両面ミラー
プローブ ※測定のメモリを統一する	プローブ インプラント用プローブ 根分岐部用プローブ
エキスプローラー	ドクター診査用 歯科衛生士用：ペリオ用、インプラントメインテナンス用
スケーラー ・スタンダード ・アフターファイブ ・ミニファイブ	シックル：前歯部用 シックル：臼歯部用 グレーシー：前歯部用 グレーシー：臼歯部用
超音波スケーラー	＋縁上・縁下チップ
エアースケーラー	＋チップ
音波スケーラー	＋縁上・縁下チップ
エアフロー	＋研磨用パウダー ＋メインテナンス用仕上げパウダー
コードレス研磨機	
研磨剤	荒研磨用、仕上げ研磨用、トリートメント用　ほか
ポリッシングカップ	色々な形や硬さを揃える
指導用オーラルケア商品	歯ブラシ、補助清掃器具、歯磨剤などのサンプル
指導用電動歯ブラシ	電動、音波、超音波などのサンプル（なければパンフレット）
指導用顎模型	健康な模型・病気の模型・進行模型　など
シャープニングストーン	粗面、仕上げ用、インプラント用　など
テストスティック	
電動式ハンドピース	

［巻末資料⑤］保険診療内の歯科衛生士臨床で必要な知識・技術リスト

診査の知識とそれを臨床で正確に実践できる技術が求められる。

知識	技術
☑慢性歯周炎の臨床所見の分類ができる ☑動揺度の分類・測定方法がわかる ☑根分岐部病変の分類・測定方法がわかる	☑正確にプロービング測定ができる ☑ピンセットを正しく操作できる ☑エックス線写真の読影ができる ☑根分岐部用探針などを用いて、水平的プロービングができる
☑歯周基本検査（P 基検）の方法がわかる ・歯周ポケットの測定（EPP）1 点法以上 ・歯の動揺度検査	☑ウォーキングプローブができる ☑正しい計測ができる ☑すみやかに記録できる
☑歯周精密検査（P 精検）の方法がわかる ・歯周ポケットの測定（EPP）4 点法以上 ・歯の動揺度検査 ・プラークの付着状態の検査（プラークチャートの作成） ・プロービング時の出血傾向の有無	☑ウォーキングプローブができる ☑正しい計測ができる ☑すみやかに記録できる ☑4 つの部位を正しく測定できる ☑適切に染色液を使用することができる ☑プラークの付着状態を正確に測定できる ☑適切な圧での挿入ができる
☑口腔内規格写真撮影の方法がわかる ・1 枚につき 10 点、5 枚を限度	☑口腔内規格写真を正確に撮ることができる
☑術者磨きの方法がわかる	☑気持ちよいと感じてもらえる術者磨きができる
☑ SRP の方法、器具の使い分け方がわかる	☑ハンドスケーラー、音波スケーラー、超音波スケーラーを適切に使用して SRP ができる
☑機械的歯面清掃の方法がわかる	☑エアフローやペースト、カップを適切に使用して歯面清掃ができる

■慢性歯周炎の臨床所見の分類

	歯槽骨吸収	ポケット深さ	動揺度	根分岐部病変
軽度歯周炎（P1）	歯根の 1/3 以下	3 ～ 4mm	0 ～ 1 度	なし
中程度歯周炎（P2）	歯根の 1/3 ～ 1/2	4 ～ 6mm	1 ～ 2 度	軽度
重度歯周炎（P3）	歯根の 1/2 以上	6mm 以上	2 ～ 3 度	2 ～ 3 度

■動揺度の分類

動揺度	名称	臨床的判定基準（Miller の分類）
0 度	生理的動揺	ほとんど動くと感じない
1 度	軽度の動揺	唇舌方向にわずかに動く
2 度	中程度の動揺	唇舌方向および近遠心方向にも動く
3 度	重度の動揺	唇舌方向、近遠心方向、垂直方向にも動く

■根分岐部病変の分類

病変の程度	Lindhe の分類	Glickman の分類
軽度	1 度：歯冠幅の 1/3 以内	I 級：根分岐部入口までで、水平に入らない
中程度	2 度：歯冠幅の 1/3 以上で貫通しない	II 級：水平に入るが貫通しない
重度	3 度：完全に貫通する	III 級：貫通するが、根分岐部は露出していない IV 級：貫通する。根分岐部が露出している

[巻末資料⑥] 入職後３ヵ月間の新人歯科衛生士教育指導計画書

4月入職の新卒を、7月に担当患者を持つことを目標に、㈲エイチ・エムズコレクションが提供しているもの。受付や歯科助手の人手が足りなくなった際に、歯科衛生士がその業務を担えるように、受付や電話対応などの、本来の歯科衛生士業務以外の内容も入っている。また、担当制の場合、予約やキャンセル対応などといった業務も担当歯科衛生士が行うことが多くなっているためである。

月	知識	技術	小目標
4月「知る」	☑歯科医療接遇 ☑歯周組織 ☑歯周治療の流れ ※歯科医療接遇、歯周治療、保健指導それぞれのテキストを持参	☑受付応対 ☑電話対応 ☑予約の取り方 ☑患者誘導と見送り ☑歯面研磨（SRP にも PMTC にも必須）	☑あいさつ・声がよい ☑声かけができる ☑ DH 基礎知識が丸暗記できる ☑診療の準備物が完璧 ☑患者誘導と見送りの質がよい ☑歯面研磨が上手にできる
5月「できた」	☑歯科衛生士業務全般（範囲は医院で決定する） ☑診査・診断の知識 ☑インスツルメントの知識 ☑保健指導	☑口腔内写真撮影（○枚○分をゴール） ☑診査・歯石探知　ほか ☑ 4 mm 未満の診査・施術 ☑器具・機材の正確な使い方（手用器具＋機械的清掃） ☑術者磨き（歯ブラシ） ☑ブラッシング指導のトーク（成人）	☑口腔内写真撮影の時間が適切 ☑歯周治療の流れを理解したうえで施術できる ☑できるようになったことが言える ☑わからないこと・できないことを先輩に相談できる
6月「できる」	☑時間配分の計画 ☑矯正治療の基礎知識 ☑小児対応 ☑ TBI	☑時間配分計画の立案・実施 ☑ 4 mm 以上の診査・施術 ☑正しい姿勢を維持し施術できる ☑術者磨き（小児の歯ブラシ） ☑ブラッシング指導のトーク（小児）	☑ SRP の技術練習を頻繁に行う（マネキン・模型練習） ☑相互実習で気持ちがよく痛くない施術ができる ☑歯周治療の流れを理解したうえで、結果の出る施術ができる ☑適切に時間配分を行いその範囲内で終われる
7月「担当制」	☑情報や知識に関し、積極的に覚える	☑日常的に行う施術を優先して練習し、習得する ☑難症例などで困った際は、無理せずベテラン DH に引き継ぐ	☑担当制に対応できる ☑わからないこと・できないことを明確にしながら仕事ができる ☑必ず先輩に状況報告する

おわりに

最後までお読みいただき、ありがとうございます。

これまで私は、新人スタッフからチーフまでの段階別育て方のコツを紹介した『人材から人財へ育て上げる36の秘訣』（２０１５年）、スタッフの気持ちがわかり、院長先生がすべきことを記した『歯科医院経営を安定させたい院長へ77のアドバイス』を上梓させていただきました。おかげさまで、この2冊に対して方々の経営者や同業の方より嬉しいお言葉をいただきました。

『人材から人財へ育て上げる36の秘訣』の出版後に本書のお話をいただいた時、２つの出来事が重なりました。

１つは、予防歯科の仕組みづくりをしてほしいということでコンサルに入った都内の歯科医院でのこと。院長先生に「最近、なんだか自分の身体に自信がない。大げさみたいだけど命に自信がない。だから、自分に何かあった時にうちの医院が途方に暮れないように、歯科衛生士分野を成長させたい。勤務医が1人来ることが決まった今、院内で一定の技術が提供できるような仕組みをつくりたい」と相談されました。院長先生は続いて、これからご自分の専念されたい治療に関する資料などを見せてくださりながら、「希望が生まれた」と嬉しそうでした。

その数週間後、院長先生の訃報を知らされました。私が院長先生に送った、先生の夢を具体化した研修プラン添付のメールを奥様がご覧になり、悲しい訃報とともに「濵田さんがいらした日、主人はとても嬉しそうに未来を語っていました」という御礼のメールをいただきました。その後、残されたスタッフに対して支援をしましたが、院長先生しか経営の中身がわからない歯科医院だったため、勤務医も困ってしまい、閉院に至りました。

もう1つは、理事長が病で急逝された歯科医院です。すでにメインテナンス患者が月500名で、経営面が安定していた歯科医院だったため、一度新患を止めて院内を整備してから、新たに勤務医を雇用しました。今は、歯科医師ではない奥様が、予防歯科中心の歯科医院を安定経営することができています。

この2つの歯科医院の差は、院長先生が不在になっても経営の仕組みがあるか、歯科衛生士やスタッフを教育する仕組みがあるかです。この2例は、私に「仕組み化は絶対に必要なものだ」と自信を持たせてくれました。

しかし、「マニュアルができたから／仕組みができたから、もう大丈夫」ということはありません。仕組みを実践して本当に自分の医院のものにするためには、半年や1年かかるかもしれません。でもこれをしておかないと、まずチーム医療が成り立ちません。新しい事業を拡大したいと思っても、次のステージに進めません。どこかで「人」が原因で止まってしまいます。簡単なことではありませんが、時間をかけてでも実践してください。

本書をお読みくださった院長先生の、臨床現場での悩みが少しでも解決されたら嬉しいです。皆さんの医院の歯科衛生士が、歯科医院想い・患者さん想いで売上を上げることができる人財へ育ち、口腔を通じて患者さんの幸せを創造できるよう、一人ひとりの歯科衛生士の仕事が国民の健康増進に役立ちますよう願っています。先生方と直接お会いできる日の来ることも楽しみにしています。

感謝を込めて。

2018年4月7日

濵田真理子

★新人スタッフからチーフまで段階別育て方のコツを集大成！

院長必携！

人材から人財へ育て上げる36の秘訣

歯科医院の人財教育のエキスパートである著者が、新人スタッフから、入職１年目、入職３年以上、中途採用者、５年以上（チーフ候補）、チーフと段階別に人財開発のポイント・コツ・留意点を詳解。スタッフの定着率が低い現状から、新人スタッフにページをさき、教育・サポート体制をつくり、スタッフの人財化と定着化をはかるノウハウを集約し、本書のキーワード「見本を示す」「伝える」「見守る」を軸に、36の秘訣を展開している。

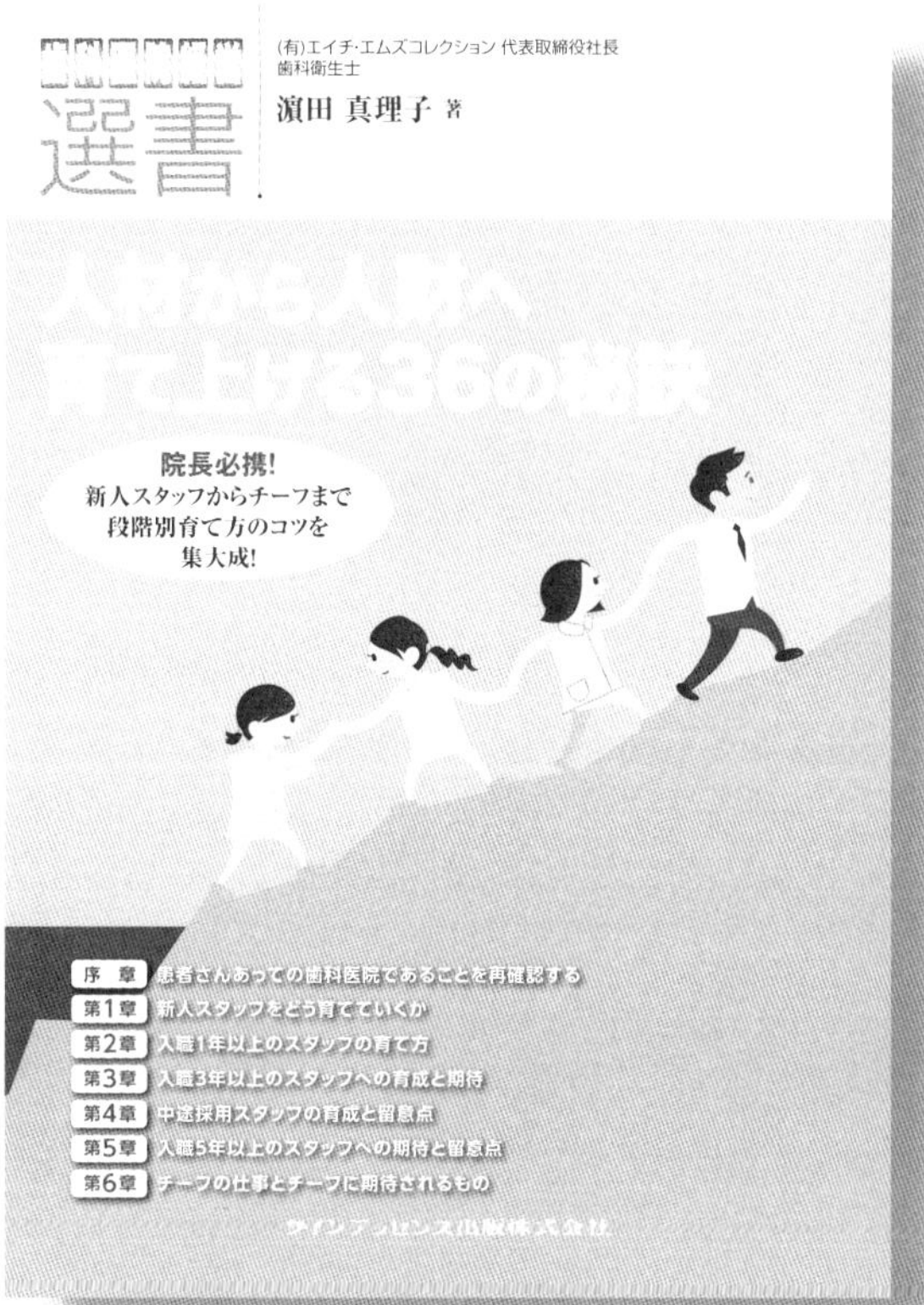

主な内容

序　章　患者さんあっての歯科医院であることを再確認する
トラブルが頻発する歯科医院のサポート
「安心 “する” “しない”」を決めるのは患者さん …他

第1章　新人スタッフをどう育てていくか？
医療人としての心＋伝える――あいまいな言葉で指示しない
見守る――指示しすぎない
伝える・見本を見せる――新卒者・新人のオシゴト7カ条
伝える――やってほしいことよりやってはいけないことを教える …他

第2章　入職1年以上のスタッフの育て方
伝える・見守る――どうしたいのかの質問をする
伝える――ミスは責任を負ってあげる→責任を負わせるに！
伝える・見守る――コントロールや洗脳をしてはダメ …他

第3章　入職３年以上のスタッフへの育成と期待
見守る――ここで働き続けるかどうかを見守る
見守る――何か1つ、自由に判断できて責任を負う仕事をつくる
見守る＋伝える――1ヵ年計画を公私含めて考えさせる …他

第4章　中途採用スタッフの育成と留意点
中途採用者のタイプ別の対応を知っておく

第5章　入職5年以上のスタッフへの期待と留意点
見守る・伝える――指導者としての心得を学ばせる
伝える――スタッフとの関係では支配も迎合もマイナス
伝える――改革に関して、応援してほしい存在だと伝えておく …他

第6章　チーフの仕事とチーフに期待されるもの
伝える――チーフの仕事はどんなことかを明確に決めておく
伝える――チーフはどこまで責任があり、決定権があるかを決めておく
心――チーフでなくなった時の仕事の継承について意識してもらう …他

QUINTESSENCE PUBLISHING 日本

●サイズ：A5判　●168ページ　●定価　本体2,000円（税別）

クインテッセンス出版株式会社
〒113-0033　東京都文京区本郷3丁目2番6号　クイントハウスビル
TEL. 03-5842-2272（営業）　FAX. 03-5800-7592　http://www.quint-j.co.jp/　e-mail mb@quint-j.co.jp